元デブ医者が教える

おいしく飲んでみるみるやせる

緑茶コーヒーダイエット

減量外来ドクター　工藤孝文

ラクしてすぐにやせられる！

医師がすすめるダイエットとは？

はじめまして。医師の工藤孝文《くどうたかふみ》です。専門は糖尿病、高血圧、脂質異常症などの生活習慣病です。そして勤めているクリニックではダイエット外来を開設。「やせたい」患者さんや、持病や合併症などがあって「やせなければならない」患者さんのお手伝いをしています。

「緑茶コーヒー」というダイエット法を考案したのは、2015年です。当時、私は糖尿病内科の勤務医として働いていました。外来を訪れる糖尿病の患者さんには、「少し体重を落とすといいですね」とアドバイスするのが常でした。しかしある日、**同じ人に毎回「少**

し体重を落としてください」と言っているのに気づいたのです。ダイエットしてもらうことの難しさに直面した瞬間です。

理想の食事・運動療法……。いくら理論的に正しい方法を指導しても、**実践できなければやせません。**でも、やせてもらわないと命に関わる。そのため、「誰でも、どんなに意志が弱い人でも実践できるダイエット法」がないものかを毎日考えました。

誰でもできる身近なもの。

意志が弱くても継続できる手軽さ。

エビデンスが揃っている方法。

考えた結果、私が発見したのが**緑茶**と**コーヒー**だったのです。

幸い、当時、どちらも健康によいというデータが揃い始めており、害はなさそう。どっちがやせるのに効果的かはわからない。だったら混ぜたらいいんじゃないか？　と思ったのが「緑茶コーヒー」が生まれたきっかけでした。

結果は大正解！

混ぜることで緑茶とコーヒーのメリットが合わさり、しかもデメリットを打ち消し、最高のダイエットドリンクになったのです。あとはデータを集めるだけ。「よし、まずは私が実験台になろう」と、自分自身で緑茶コーヒーを飲み始めました。

というのも、２０１５年当時の私の体重は**92kg**。

そう、いわゆる**デブ！**です。お恥ずかしい話ですが、事実です。

しかし、緑茶コーヒーを飲むうちに10カ月あまりで**25kgのダイエットに成功！**

その後は現在まで**ベスト体重の67kgをキープ**しています。

自分がやせ始めて確信を得た私は、患者さんにも指導を始めました。

そうしたところ、多くの患者さんに効果が出ました。

その数は１００人以上！　平均して、**１カ月にマイナス６・２kg**という驚異の結果が出たのです！

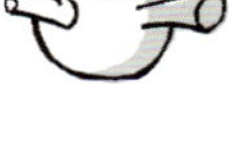

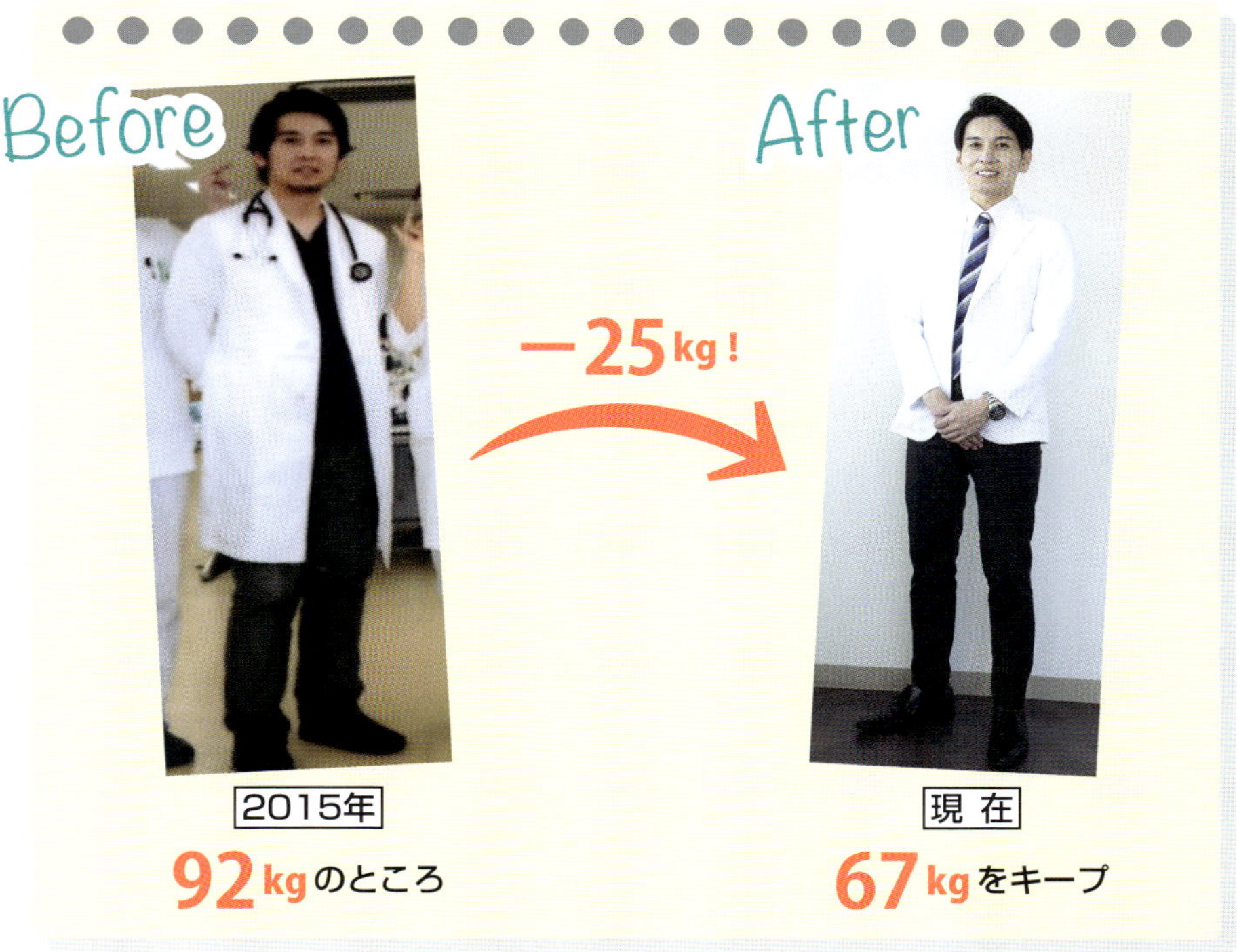

また、緑茶に限らず紅茶やほうじ茶、プーアル茶でも効果があり、アレンジのバリエーションも豊富で続けやすいとわかりました。

本書では簡単で続々と成功者が出ている「緑茶コーヒー」ダイエットとそのアレンジレシピをご紹介します。

手軽で簡単、「飲むだけ」の緑茶コーヒーで、皆さんが美しく、健康に毎日を過ごされることを祈っています。

２０１８年　７月　工藤孝文

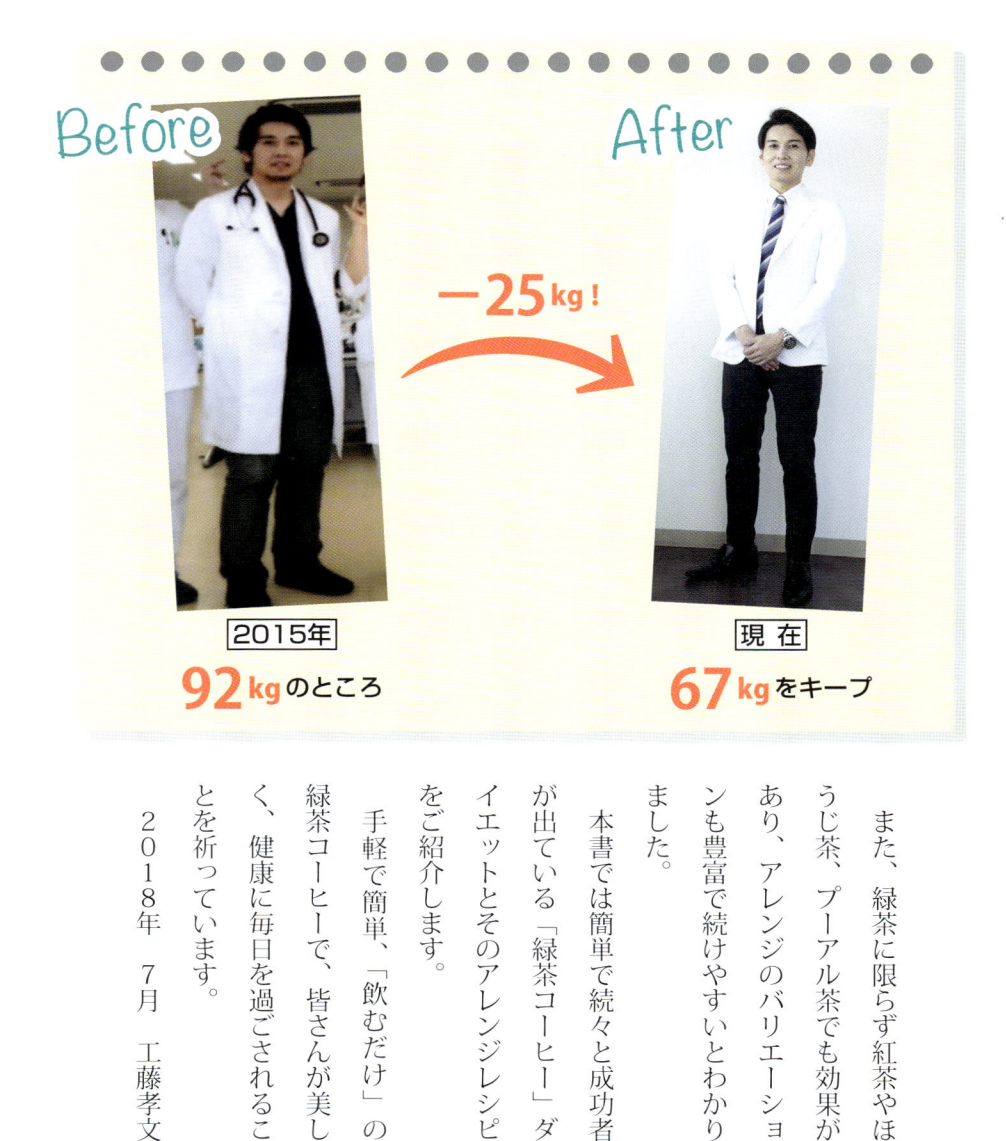

Before After!

「緑茶コーヒーで本当にやせるのか?」を検証するため、2018年7月11日〜31日の20日間で、5人に挑戦してもらったところ、驚きの結果が!

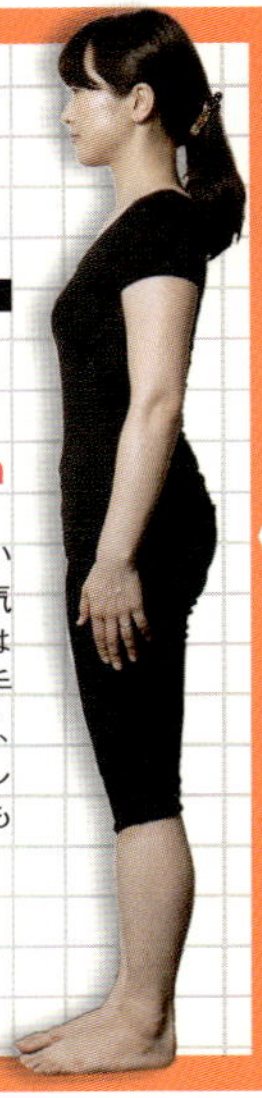

After

DATA

体　重：**48.5kg**

ウエスト：**64.4cm**

「太っているわけではないけど、おなかまわりが気になる」と挑戦。感想は「ブラックコーヒーが苦手でミルク必須でしたが、緑茶コーヒーは飲めました。空腹時のイライラも減りました」とのこと。

体重 **-3.5kg!**

ウエスト **-4.6cm!**

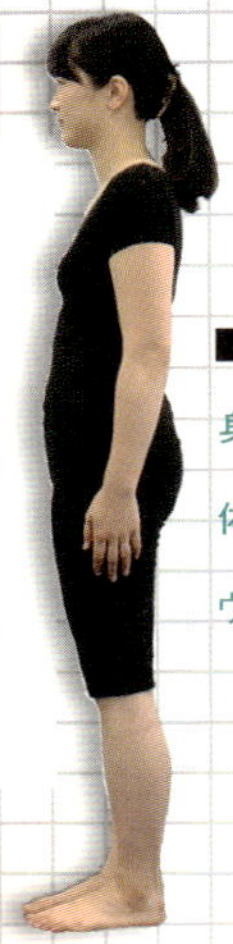

Before

DATA

身　長：**158cm**

体　重：**52.0kg**

ウエスト：**69.0cm**

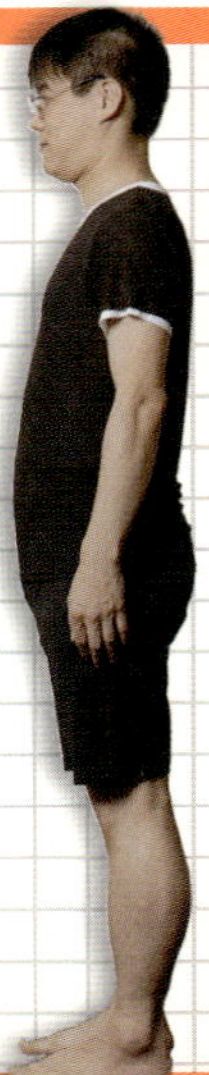

After

DATA

体　重：**69.8kg**

ウエスト：**88.2cm**

基本的に市販の無糖のアイスコーヒーにティーバッグで入れた緑茶を混ぜた緑茶コーヒーでダイエットにチャレンジ。「いつもと変わらず食べていたけど、体重もウエストも減ってびっくり!」

体重 **-3.2kg!**

ウエスト **-4.0cm!**

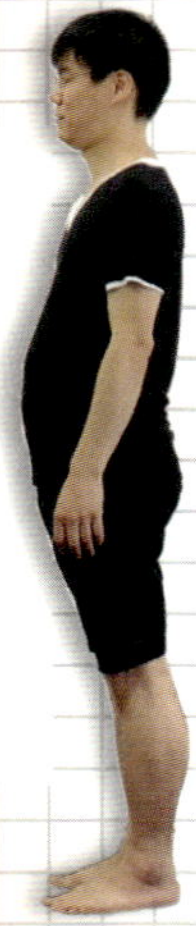

Before

DATA

身　長：**174cm**

体　重：**73.0kg**

ウエスト：**92.2cm**

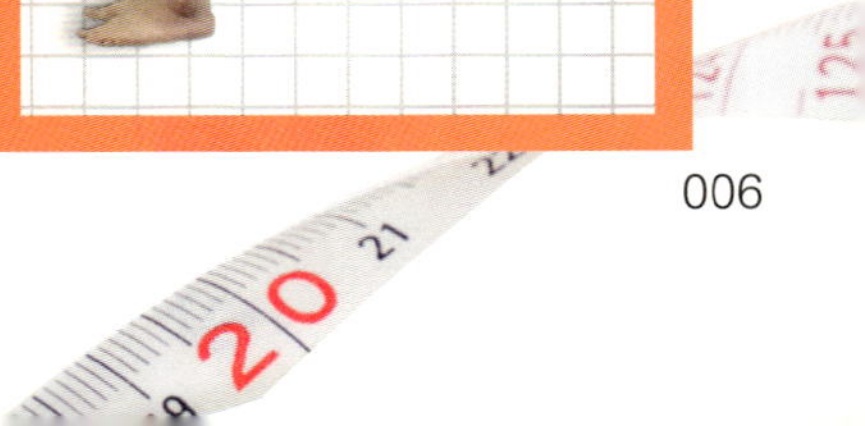

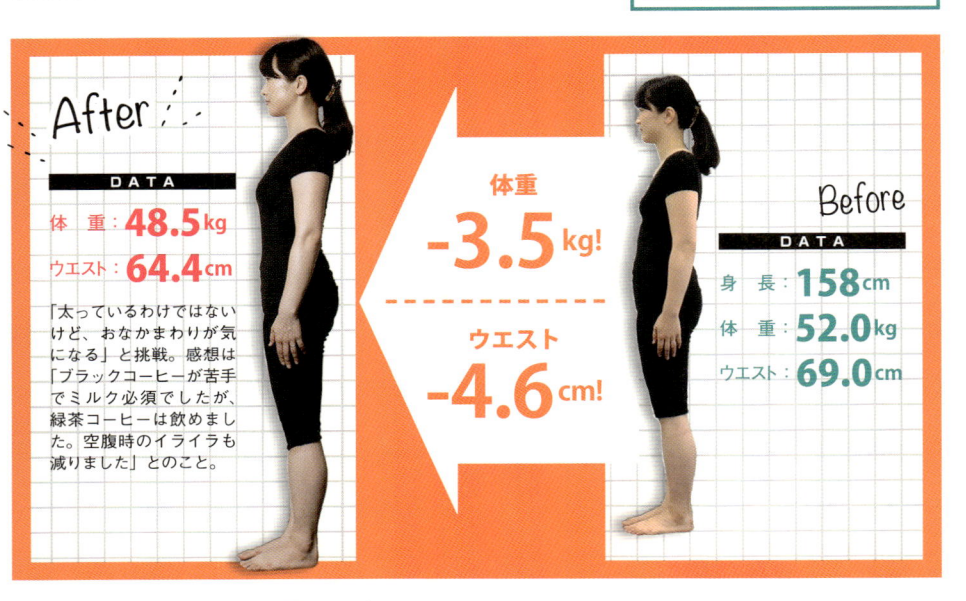

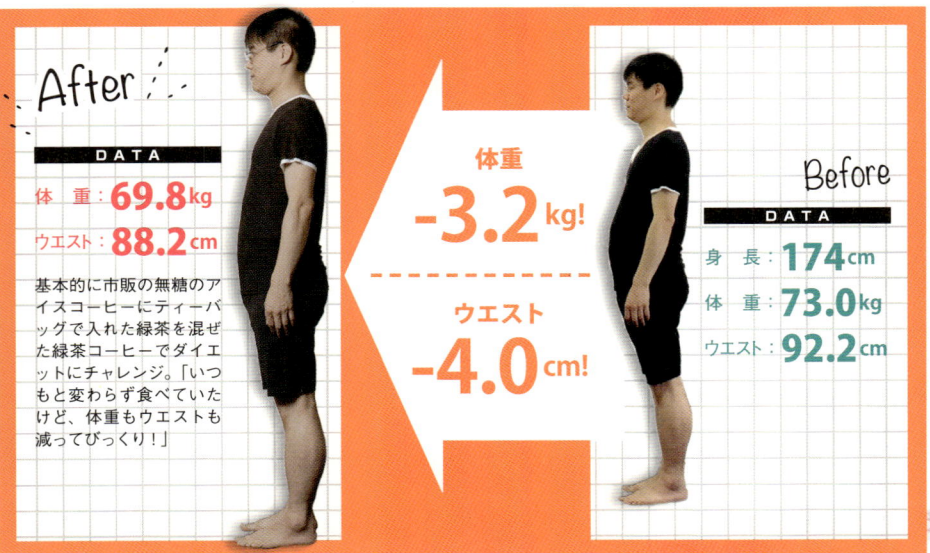

こんなにやせた！ 緑茶コーヒーダイエット 20日間チャレンジ

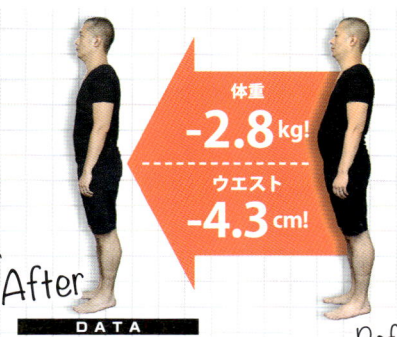

After

DATA

体　重：76.3kg

ウエスト：85.7cm

ビールが大好きな酒豪。出張もあり、酒量も控えず食事制限などもしませんでしたが、ウエストが大幅に減りました。でも緑茶コーヒーは口に合わなかったのか「良薬口に苦し」と一言。

体重 -2.8kg!

ウエスト -4.3cm!

Before

DATA

身　長：180cm

体　重：79.1kg

ウエスト：90.0cm

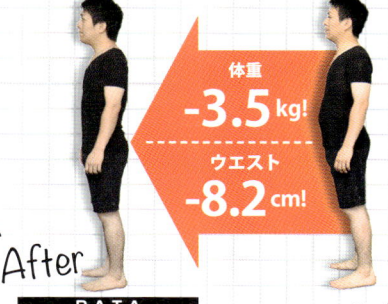

After

DATA

体　重：67.0kg

ウエスト：77.1cm

マイナス8cmという驚きのおなかやせに成功！　仕事は営業職ですが、市販のペットボトル飲料なども活用して毎日継続。「意外とおいしく飲めたので、苦にならずに続けられました」。

体重 -3.5kg!

ウエスト -8.2cm!

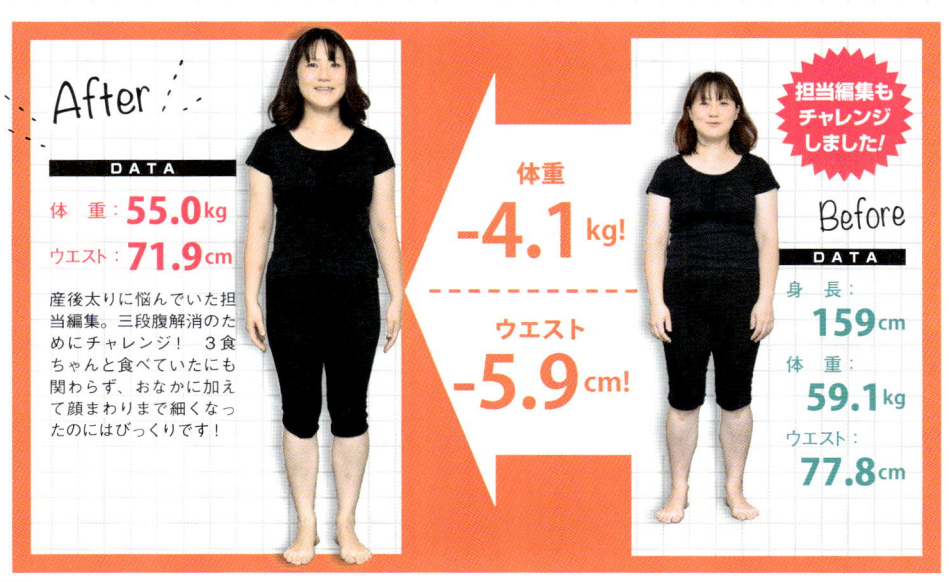

Before

DATA

身　長：170cm

体　重：70.5kg

ウエスト：85.3cm

After

DATA

体　重：55.0kg

ウエスト：71.9cm

産後太りに悩んでいた担当編集。三段腹解消のためにチャレンジ！　３食ちゃんと食べていたにも関わらず、おなかに加えて顔まわりまで細くなったのにはびっくりです！

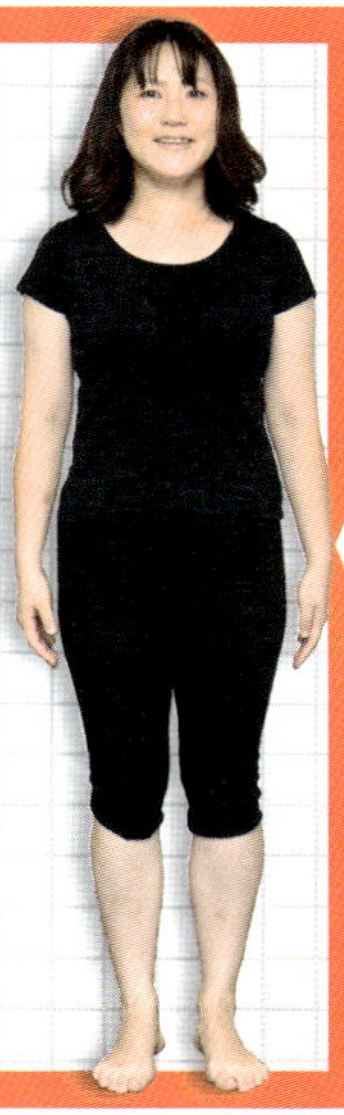

体重 -4.1kg!

ウエスト -5.9cm!

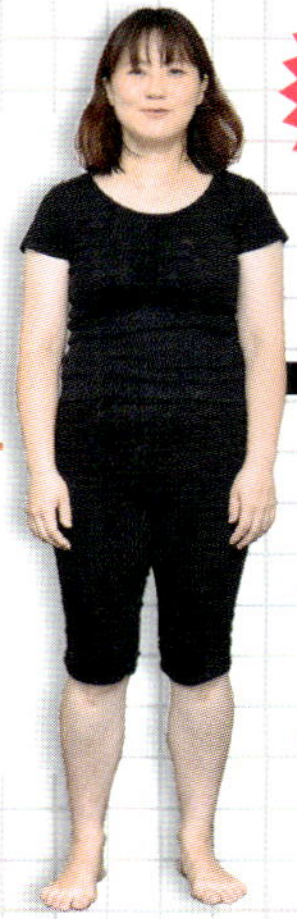

担当編集もチャレンジしました！

Before

DATA

身　長：159cm

体　重：59.1kg

ウエスト：77.8cm

After!

工藤内科の患者さんも工藤先生の指導のもと、緑茶コーヒーダイエットにチャレンジ。医師の指導にもとづいて行なわれた「本気の緑茶コーヒーチャレンジ」の結果をご紹介します！　腹囲、体重ともに驚きの結果が！

1カ月で -7kg!

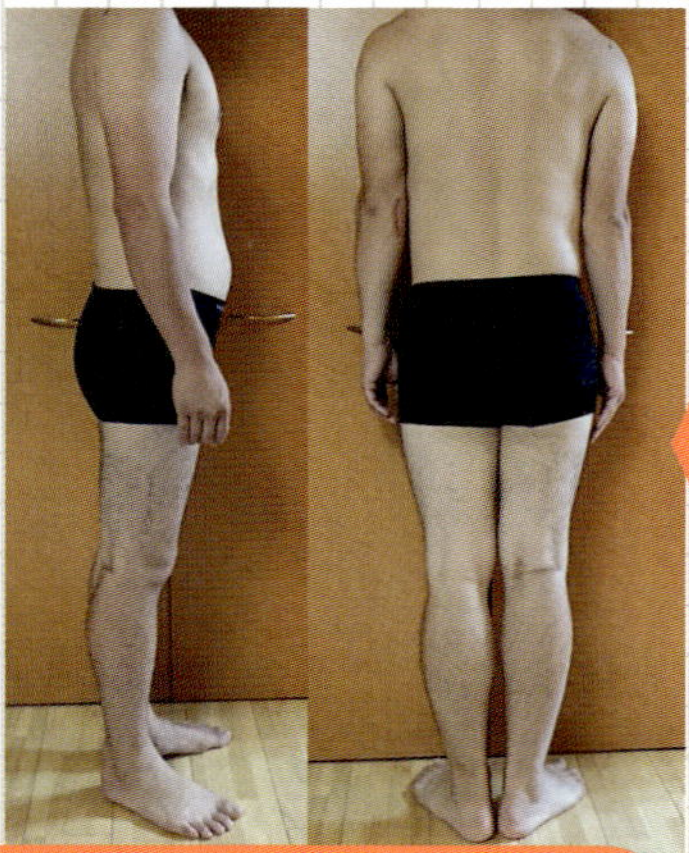

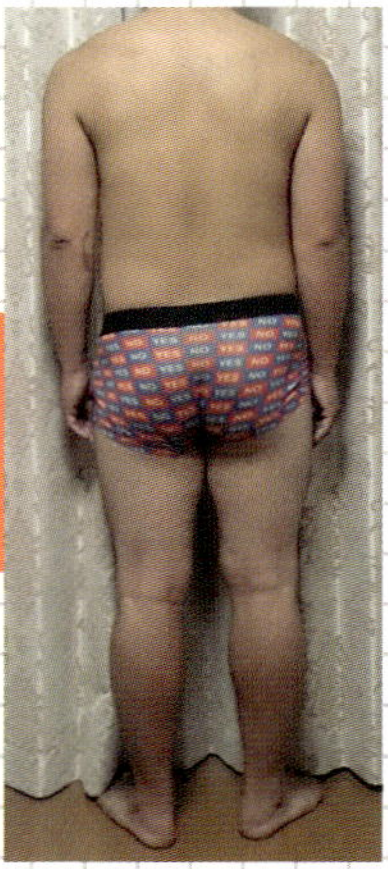

DATA

身長：**175**cm

体重：**84.7**kg

➡ **77.4**kg

体脂肪：**20.5**kg

➡ **16.1**kg

工藤先生からのコメント

32〜33ﾍﾟｰｼﾞで紹介している、太ももの骨折で運動はできなかったけれど、緑茶コーヒーダイエットで１カ月で-7kgに成功した患者さんです。ダイエットが成功したことで表情もイキイキとされ、イケメン度もアップしました。

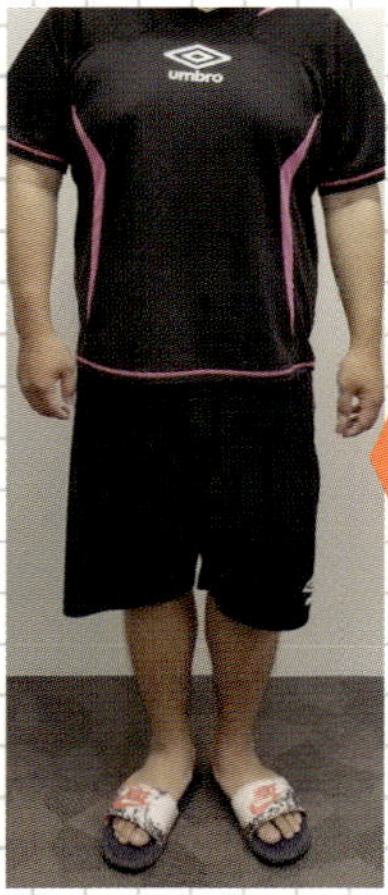

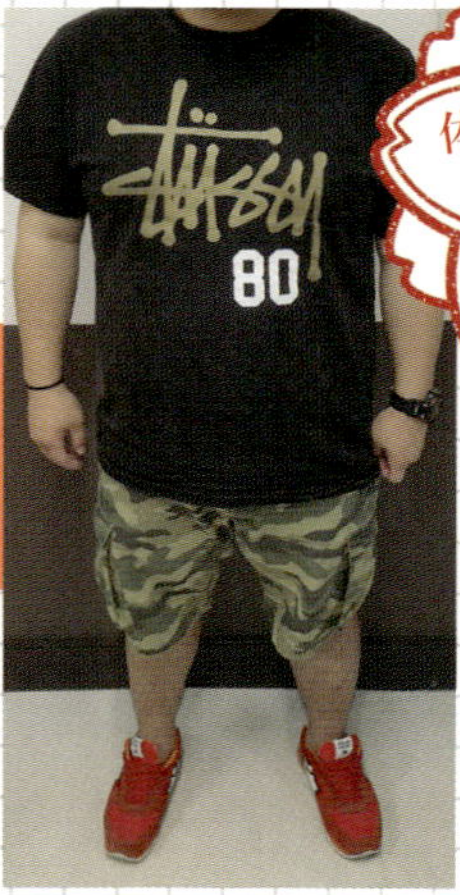

体重 -14kg ウエスト -21cm!

工藤先生からのコメント

特筆すべきは服の上からでも明らかな「おなかやせ」。ウエスト-21cmは驚きの数字ですが、緑茶コーヒーダイエットなら可能です！

DATA

身長：**170**cm

体重：**108.3**kg ➡ **94.2**kg

ウエスト：**111**cm ➡ **90**cm

緑茶コーヒーダイエット

おなかやせ

Before

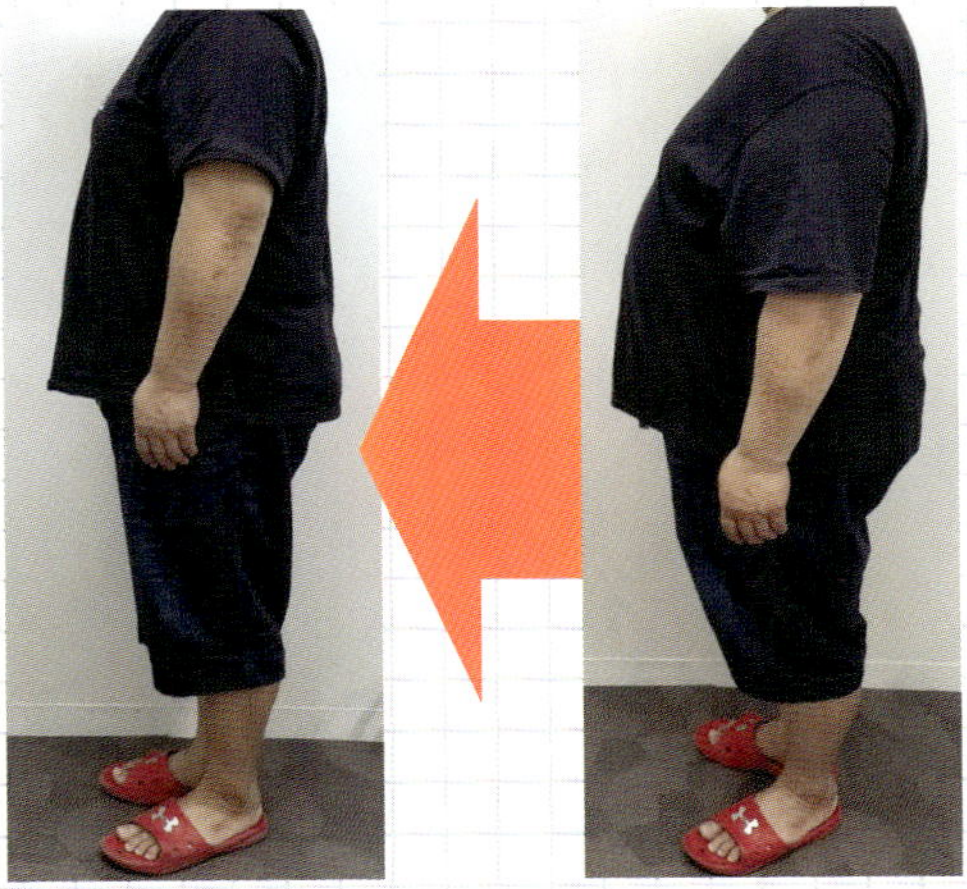

体重・ウエスト共に減った!

DATA

身長：173cm

体重：134.2kg ➡ 120.1kg

ウエスト：134cm ➡ 126.5cm

工藤先生からのコメント

こちらも「おなかやせ」が明らかな患者さん。緑茶コーヒーの脂肪燃焼効果がよく現れています。

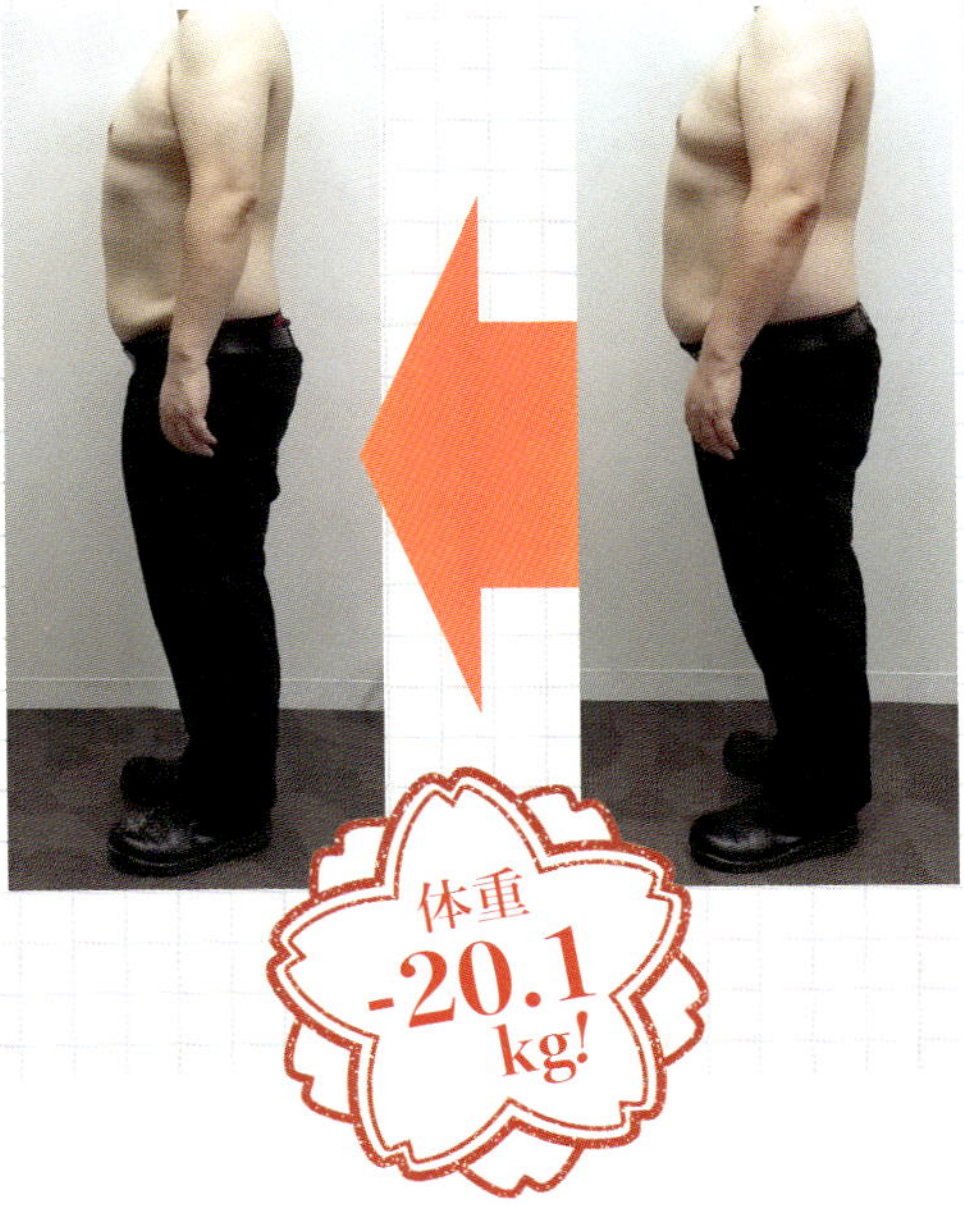

DATA

身長：176.5cm

体重：120kg ➡ 99.9kg

ウエスト：126cm ➡ 113cm

工藤先生からのコメント

緑茶コーヒー、体重日記（くわしくは92ページ参照）などもまじめに取り組んでいただき、-20kgのダイエットに成功しました。

体重 -20.1kg!

元デブ医者が教える
おいしく飲んでみるみるやせる　緑茶コーヒーダイエット　目次

CONTENTS

第3章

飽きずに飲める！　ティー×コーヒーアレンジレシピ

CONTENTS

装丁　鈴木大輔・江﨑輝海（ソウルデザイン）
写真撮影　木村直弘
イラスト　佐藤克利／おがわゆきこ
本文デザイン・ＤＴＰ　一企画

第1章

飲むだけでどんどんやせる緑茶コーヒーとは?

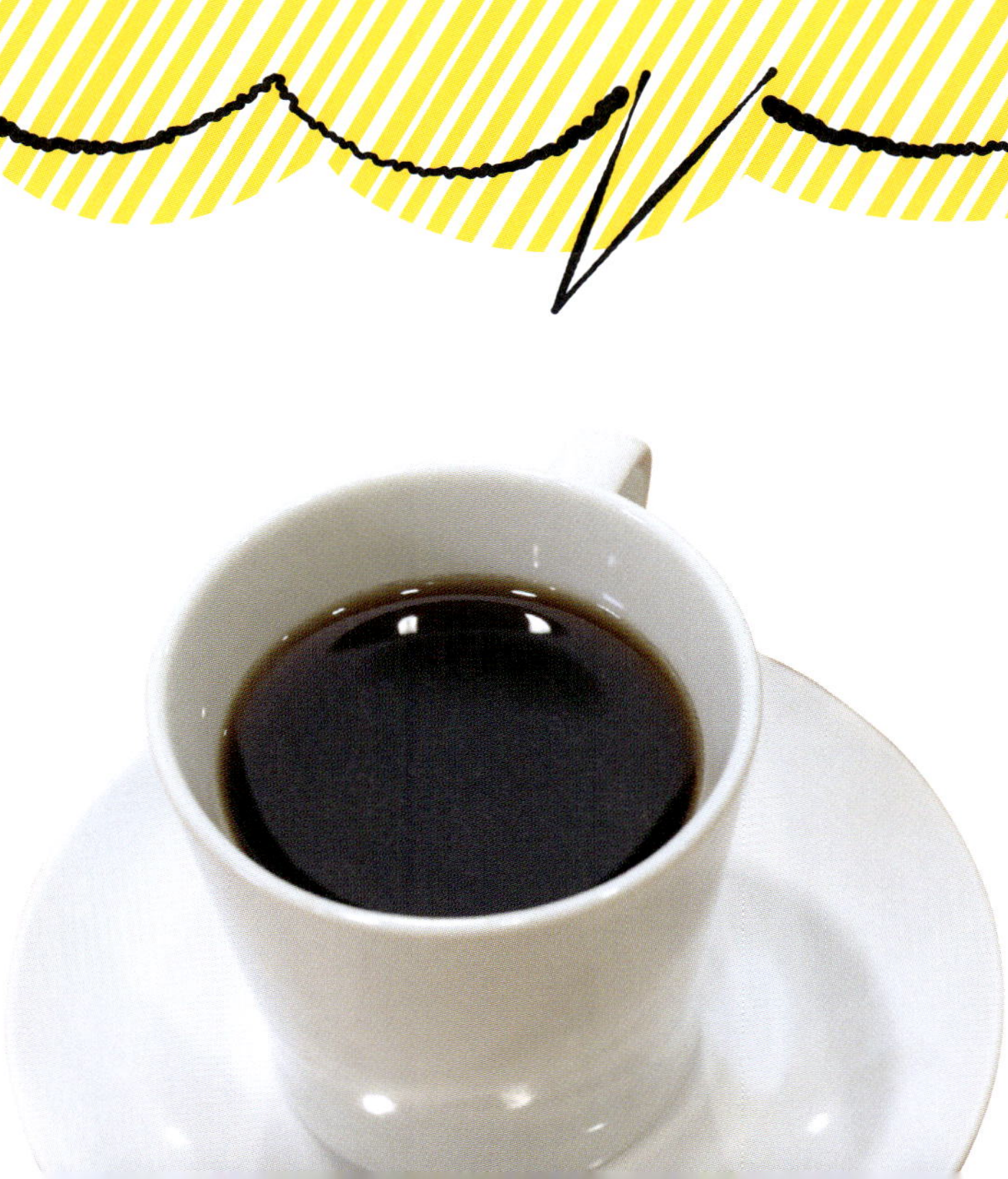

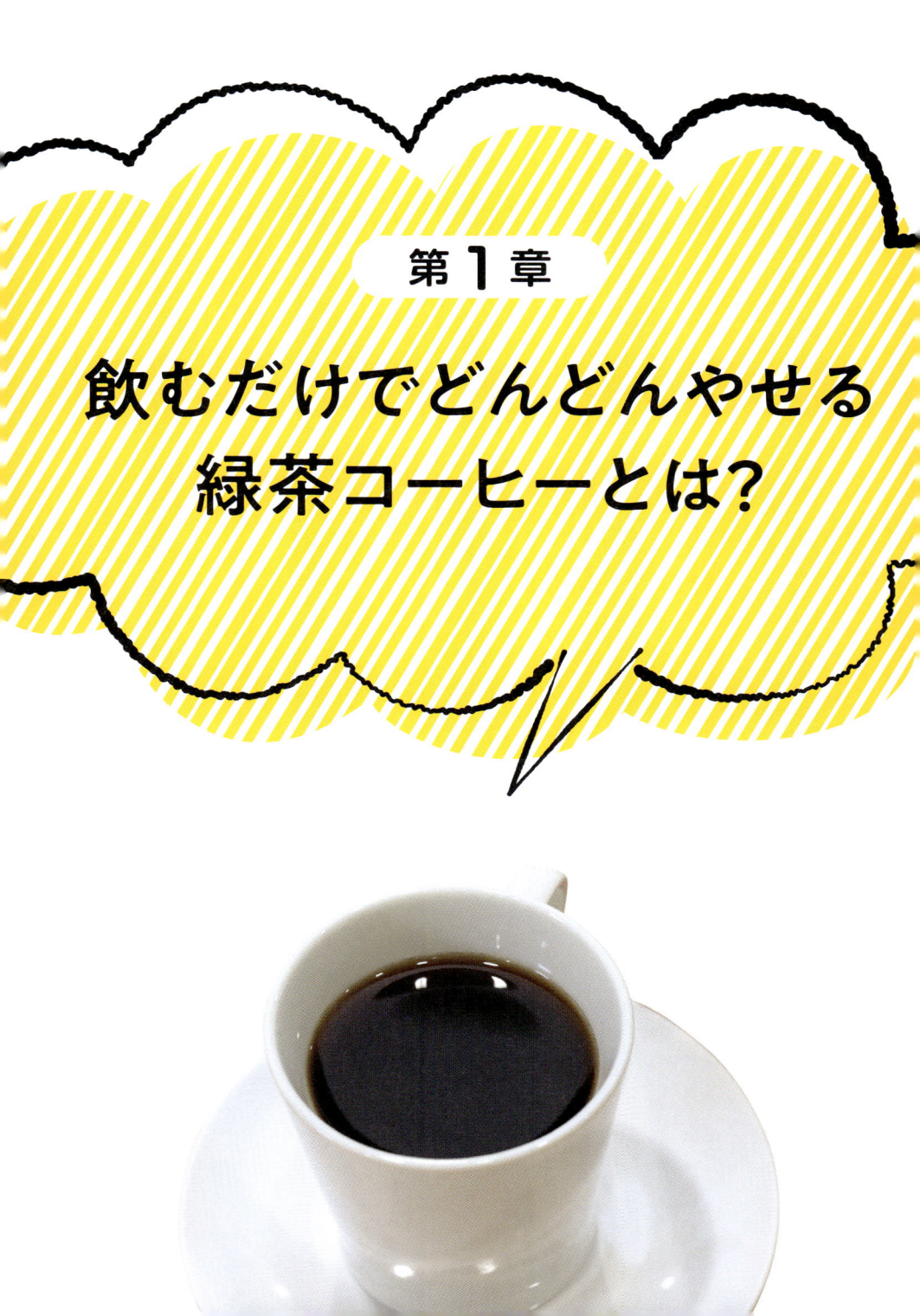

「何をしてもやせない！」と思っていませんか？

二の腕・おなか・脚…
お肉がついていて
見せられない!!
その悩み
解決します！

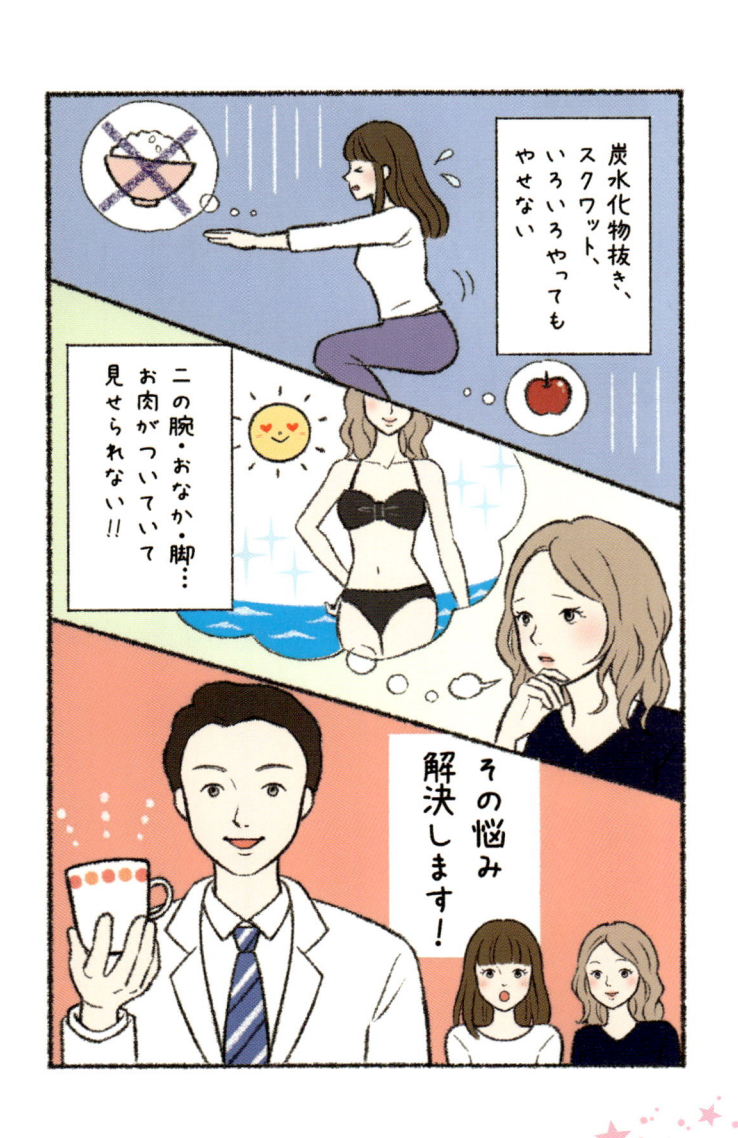

炭水化物抜き、
スクワット、
いろいろやっても

二の腕、おなか、あご。おしり、太もも……気がつけばいろんなところにお肉がついて、**全然やせない！**　という悩みを抱えている方は多いのではないでしょうか？

私も研修医時代、同じ悩みを抱えていました。原因はいま思えば不規則な生活……忙しくて睡眠不足な上に、食べるものもジャンクフードが多かったり、急いで食べたり、暴飲暴食をしたり。それに加えて運動不足などの要因ももちろんあったと思います。

もちろん、それらの要因を1個1個つぶしたらやせるのでしょうが、生活を変えることはなかなか難しいですよね。

大きく生活を変えるのではなく、手軽な何かでやせたい。

それは誰もが考えることです。

その「手軽にやせたい」という願望に応えるもの、それこそが私が発明した**緑茶とコーヒーを１：１で割った緑茶コーヒー**なのです。

なぜ緑茶コーヒーでやせるのか？

とはいえ、読者の皆さんのなかには「緑茶とコーヒーを混ぜて飲むだけでやせるわけがない」と思う方もいるかもしれませんね。

「緑茶コーヒーでやせる理由」は大きく分けて、次の3つです。

①コーヒー、緑茶それぞれにやせ効果がある
②それぞれの栄養素をバランスよくとれる
③それぞれのメリットが、デメリットを補う

つまり、「緑茶コーヒー」はやせるための最強の飲み物なのです！

緑茶コーヒーでやせる理由

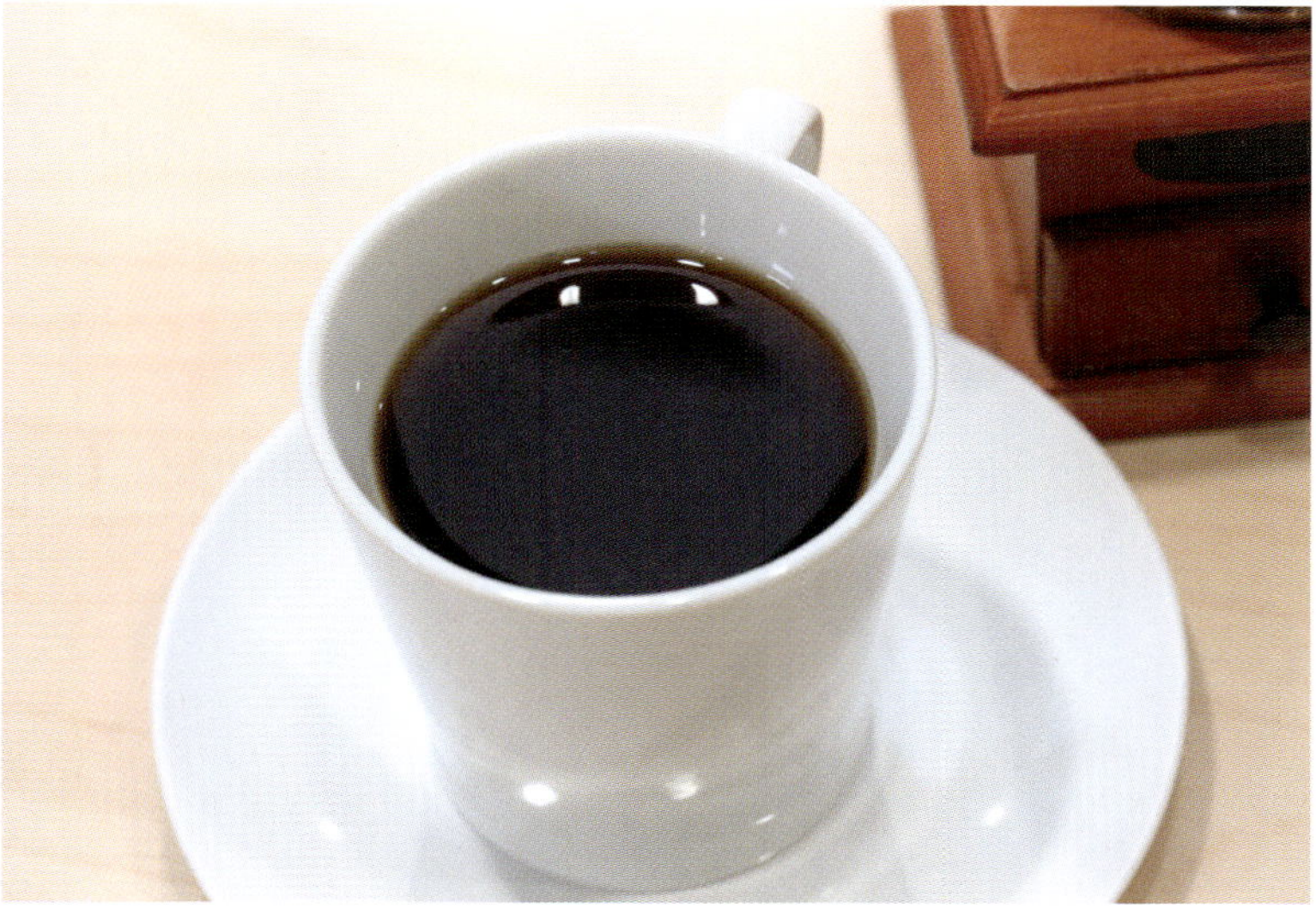

④ コーヒー、緑茶それぞれにやせ効果がある

⑤ それぞれのメリットが、デメリットを補う

⑥ それぞれの栄養素をバランスよくとれる

カフェイン×クロロゲン酸×カテキンでやせる！

やせる理由❶

コーヒー、緑茶それぞれにやせ効果がある

「緑茶コーヒー」の最大のポイントは、**コーヒーと緑茶に共通する成分であるカフェインに加えて、コーヒーのクロロゲン酸と緑茶のカテキンを掛け合わせることで、脂肪燃焼効果が高まる**ことです。

「それならばコーヒーを飲むだけ、緑茶を飲むだけでもやせるのではない？」と思われる人もいるでしょう。

でも、1日3回、ブラックコーヒーを飲みますか？

そもそもやせなくて悩んでいる方は甘いものが好きで、ブラックコーヒーが苦手という人もいます。

ブラックコーヒーが苦手な人は、コーヒーというとカフェラテ、カフェオレなど、牛乳を足す場合も多いはず。実は、それが大きな罠！

コーヒーのやせ物質・クロロゲン酸は、ミルクを加えると吸収率が落ちてしまうのです！

というのも、クロロゲン酸はタンパク質と結合しやすく、ミルクを足すと牛乳のタンパク質「カゼイン」と結合して、吸収が落ちるのです。

ですから、**クロロゲン酸のパワーをフルに引き出したいなら、ブラックで飲む**のがおすすめ。

コーヒーに緑茶を足すと、苦味がマイルドになるのでブラックが苦手な方もすんなり飲めてしまいます。

ですから「緑茶＋コーヒー」が大切なのです！

「コーヒーを飲みすぎると眠れなそう」も解決！

やせる理由❷

それぞれの栄養素をバランスよくとれる。

コーヒーを飲むと眠れなくなりそう……。わかります。その気持ち。だからこそ、「緑茶コーヒー」なのです！

100mlあたりに含まれるカフェインは、緑茶で20mg、コーヒーで60mgほど。マグカップ1杯あたりは大体250mlとして、コーヒーを1日3杯飲むと、450mgのカフェインを摂ってしまいます。

でも、「緑茶コーヒー」ならトータルで300mg。コーヒー単独より合計摂取量は少なくなりますし、欧州食品安全機関（EFSA）によると、望ましいカフェイン摂取量は、成人で1日400mg未満なので、**「緑茶コーヒー」はカフェインの摂りすぎも防げる**のです！

また、お茶の成分の1つ、テアニンはリラックス効果をもたらします。つまり、緑茶コーヒーにはコーヒーのカフェインの覚醒、緊張作用をテアニンが緩和する効果も！　カフェインの摂取で交感神経優位になるとストレス食いなどの原因になるので、テアニンのリラックス効果は大きいです。つまり、**2つを一緒に摂ることで過剰な成分をやわらげ、バランスよく摂取できる**ようになるのです！

ちなみに、緑茶以外のお茶にもカテキンやテアニンは含まれます。第3章で紹介するレシピで、緑茶以外のティー×コーヒーもご紹介していますので、好みの味を見つけてください。

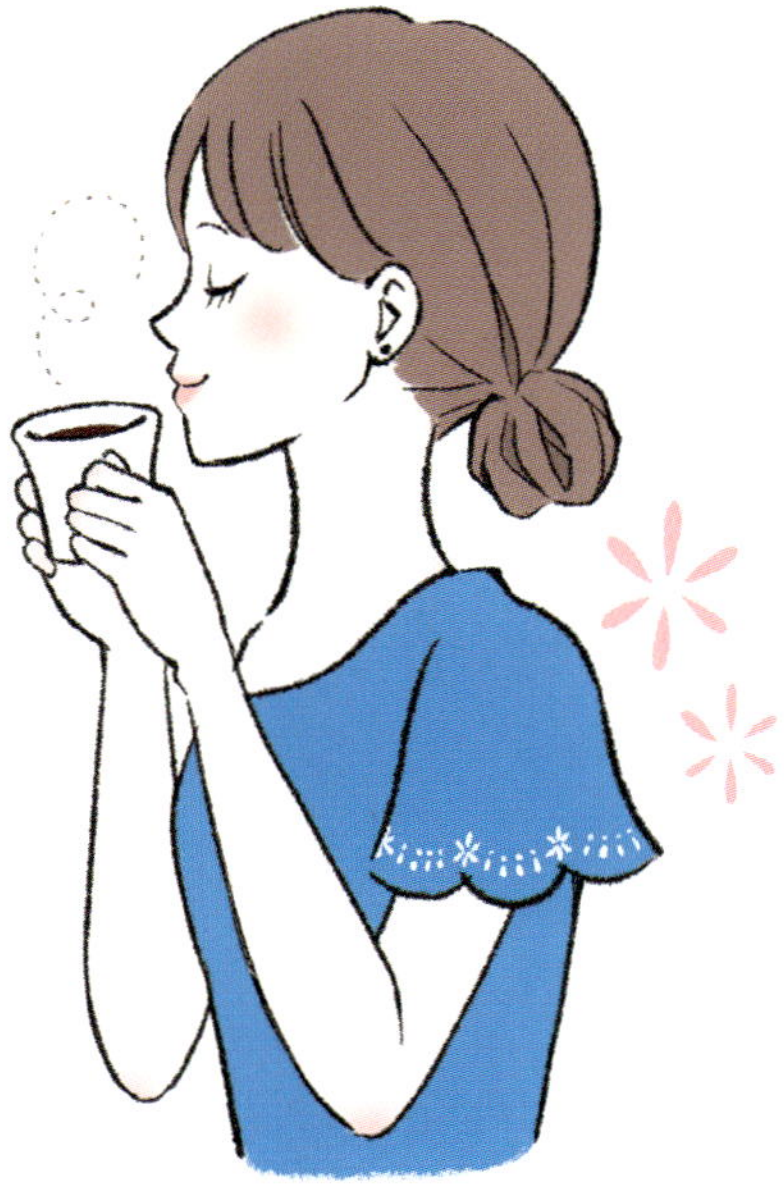

同時に飲むから効果倍増！

やせる理由❸

それぞれのメリットが、デメリットを補う

また、同時に飲むことには**それぞれの成分の体内濃度を合わせることで、相乗効果が期待できる**という理由もあります。

まず、やせ効果のあるコーヒーの「クロロゲン酸」は食後血糖値の上昇を抑えますが、一方、カフェインは一時的に血糖値を上昇させます。

ですが、ここに緑茶を加えると、カテキン中の**「エピガロカテキンガレート」という成分が小腸からの糖質の吸収量を減少させて、急激な血糖の上昇を抑えます**。ですから食後の血糖値が上がりにくく、より一層やせ効果があるのです！

混ぜることでデメリットを補う

混ぜると⊕の効果が倍増し、

⊖の効果が打ち消される!!

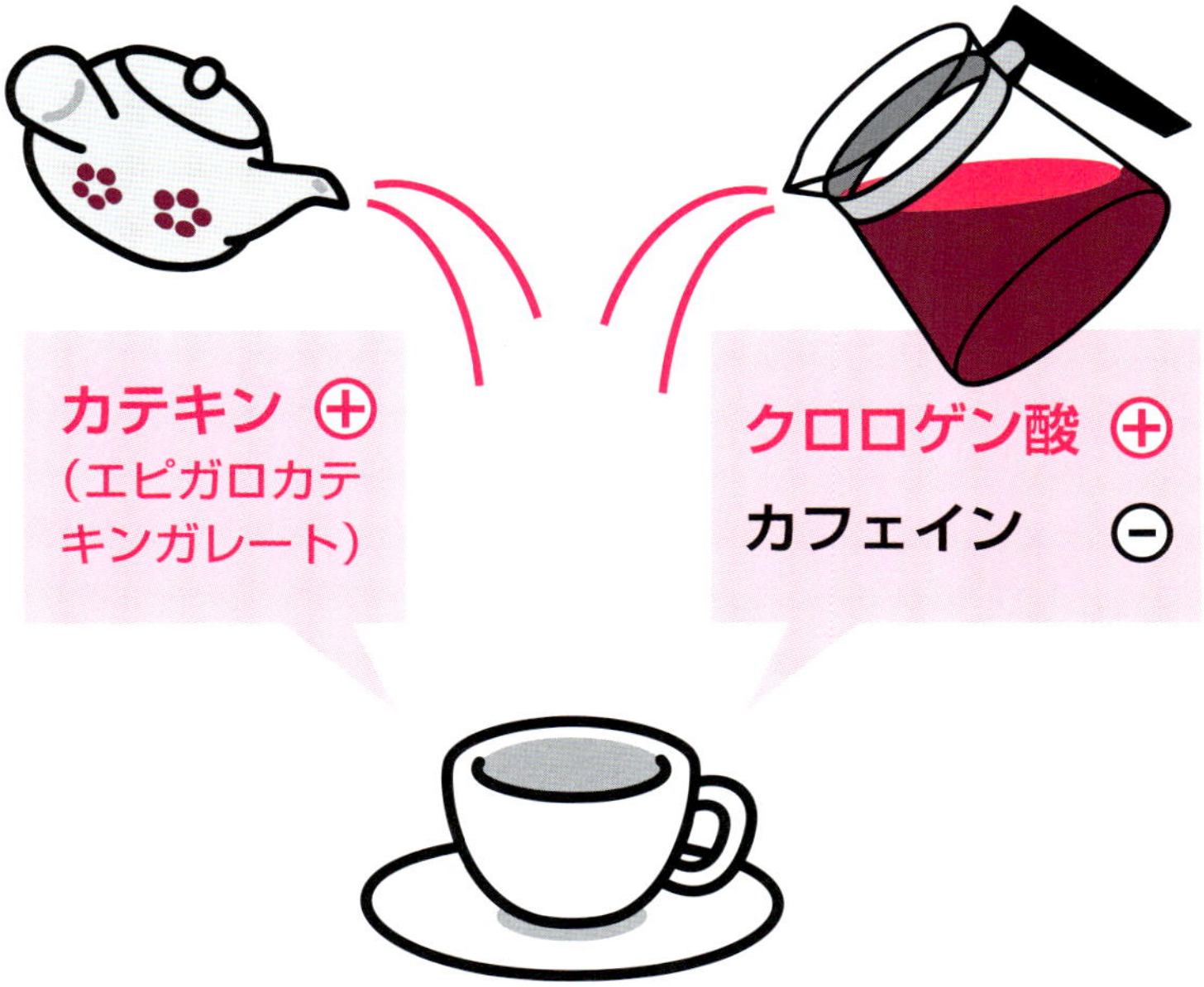

コーヒーや緑茶をたくさん飲む人は肥満度が低い!?

コーヒー、緑茶のやせ効果

コーヒーも緑茶も、多く摂取する人は肥満度が低いことがわかっています。たとえばコーヒー。コーヒーの摂取量が多い国は1位ルクセンブルク、2位フィンランド、3位デンマークという順番なのですが、これらの国の国民に対する肥満率は20％前後、先進国の中では低い比率です。

一方、緑茶を大量に摂取するといえば、茶どころ静岡県。静岡県民は、1日3～4回緑茶を飲む人も多いそうです。そんな静岡県民の特徴には、たとえば次のようなものがあります。

・メタボ該当者が全国最低水準（特定健康診査の結果）
・2015～2016年の都道府県別健康寿命ランキングの平均値が

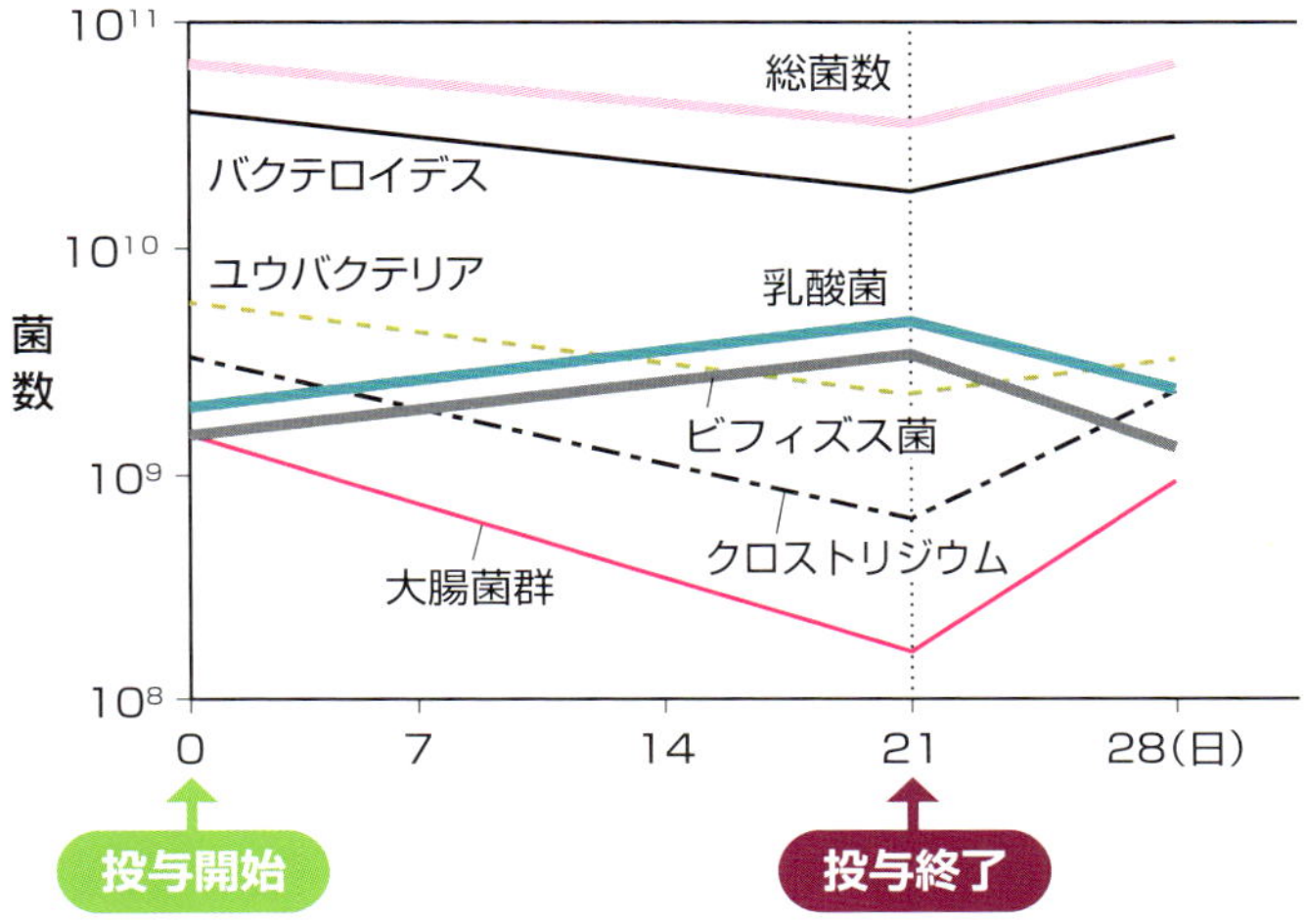

茶カテキン100mgを１日３度与えた結果（煎茶５～６杯分に相当）。茶カテキンを摂取し続けると、有用菌とされるビフィズス菌は増加し、悪玉菌とされるクロストリジウムなどは減少した。(Annals of Long-Term Care;6, 43,1998)

男性で全国3位、女性で全国2位……このデータからすると、静岡県民は「太りにくく、健康に長生きしやすい」といえます。

太りにくいのは、お茶の効果が考えられます。茶カテキンを摂取すると脂質代謝が活発になります。摂取し続けることで善玉菌が増加し、悪玉菌が減少する＝腸内環境が整うことからも、やせやすい体になります。

ティー×コーヒーは世界中で愛飲されている飲み物

――お茶＋コーヒーでおいしくダイエット

ダイエットのために緑茶コーヒーを勧めると、「まずそう」という反応も多いのですが、実は緑茶コーヒーをはじめとしたティー×コーヒードリンクは世界中で昔から飲まれています。

有名なのは香港の鴛鴦《えんおう》茶。コーヒーと紅茶を割ったもので、セレブから庶民まで、広く愛されている飲み物です。練乳や砂糖を入れるレシピが多いですが、入れないで美容のために飲む人も多いそうです。

美人が多いイメージがあるベトナムは、そもそもコーヒーをよく飲む国ですが、ベトナムではコーヒーとはす茶を割って飲む飲み方もされています。はす茶はネルンボサイドという成分が血行をよくし、デトックス効果やダイエット効果に優れているので、大変理にかなった飲み方といえます。

また、イギリスやアメリカなどでも美容ブームの波に乗り、フレーバーティーのひとつとして緑茶が飲まれています。

しかし、緑茶になじみがないため飲みにくく感じる人も多く、その場合、コーヒーで割って飲む、まさにティー×コーヒーとして飲むのは、メジャーな飲み方になっています。

実際に作ってみていただくとわかるのですが、お茶とコーヒーを1：1で割ると、香りはお茶のよい香りがして、アメリカンコーヒーのような味わいです。コーヒーが苦手な人も格段に飲みやすくなります。

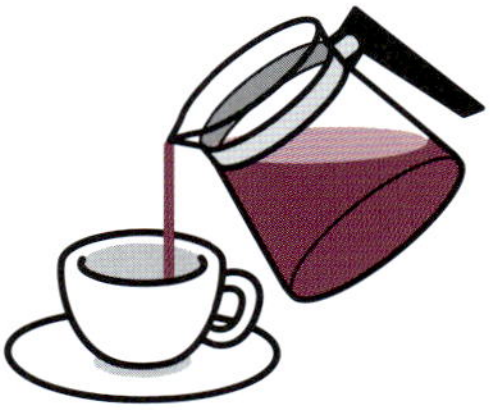

著者も飲むだけでダイエット成功！

25kgの減量に成功した実体験

「はじめに」でも書いた通り、私自身が緑茶コーヒーダイエットの成功者です。でも、「私も緑茶コーヒーで25kgやせました」と言うと、必ず「ほかにどんなことをしたのですか？」と聞かれます。

ほかには、なにも、していません！

ダイエットを開始した当時、私は糖尿病内科に勤務する研修医でした。研修医というのはみなさんご存知の通り、激務です。正直に申し上げて、ゆっくり食事をする暇もありません。

一方、仕事は長時間で立ちっぱなしのときもあり、体力勝負です。

ですから私は、「食事制限」や「運動」をしてやせるつもりなどはなからありませんでした。仕事をきちんとするためには、食べて体力をつけなければならないし、運動するぐらいならベッドで寝ていたい。

だからこそ、私は「飲むだけ」の緑茶コーヒーダイエットを始めたのです。

当時自分に課したルールは２つだけ。

１：１日３杯、緑茶コーヒーを飲む

２：朝、体重を計る

これだけで私の体重はどんどん落ちていったのです！

Before

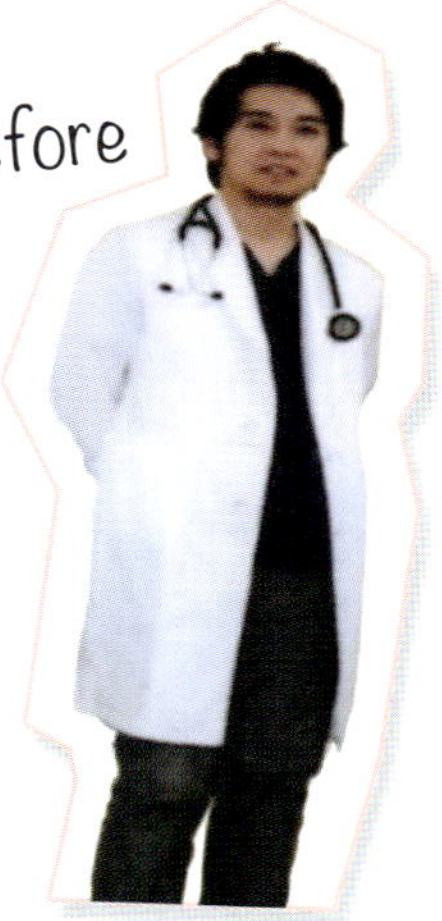

After

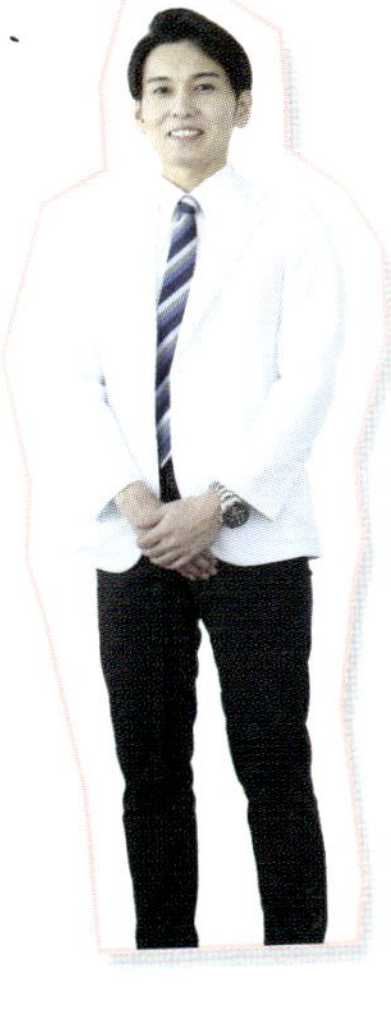

コラム1

「趣味」もダイエットに役立つ

英UCL大学のデブリン博士の調査で、ミュージカル鑑賞は、約30分のエクササイズと同じくらい健康にいいと判明しました。
ミュージカルを鑑賞中の観客の心拍数、脳の動きなどを観察したところ、心拍数は、通常時に比べて50〜70%増加。これはプロテニス選手の試合でのラリー時の心拍数に近く、運動に近い効果が得られます。

この研究を行なったデブリン博士によると、劇場のパフォーマンスが心臓を適度に刺激し、有酸素運動と同じ健康効果をあげているのではないかとのこと。別の研究では、音楽はライブで聴くほうが心拍数が増大するともわかっています。ダイエット中はライブやミュージカルを楽しむとダイエット効果もあり一石二鳥です。

第2章

著者も「デブ医者」から「イケメン医師」に変身! 緑茶コーヒーの基本

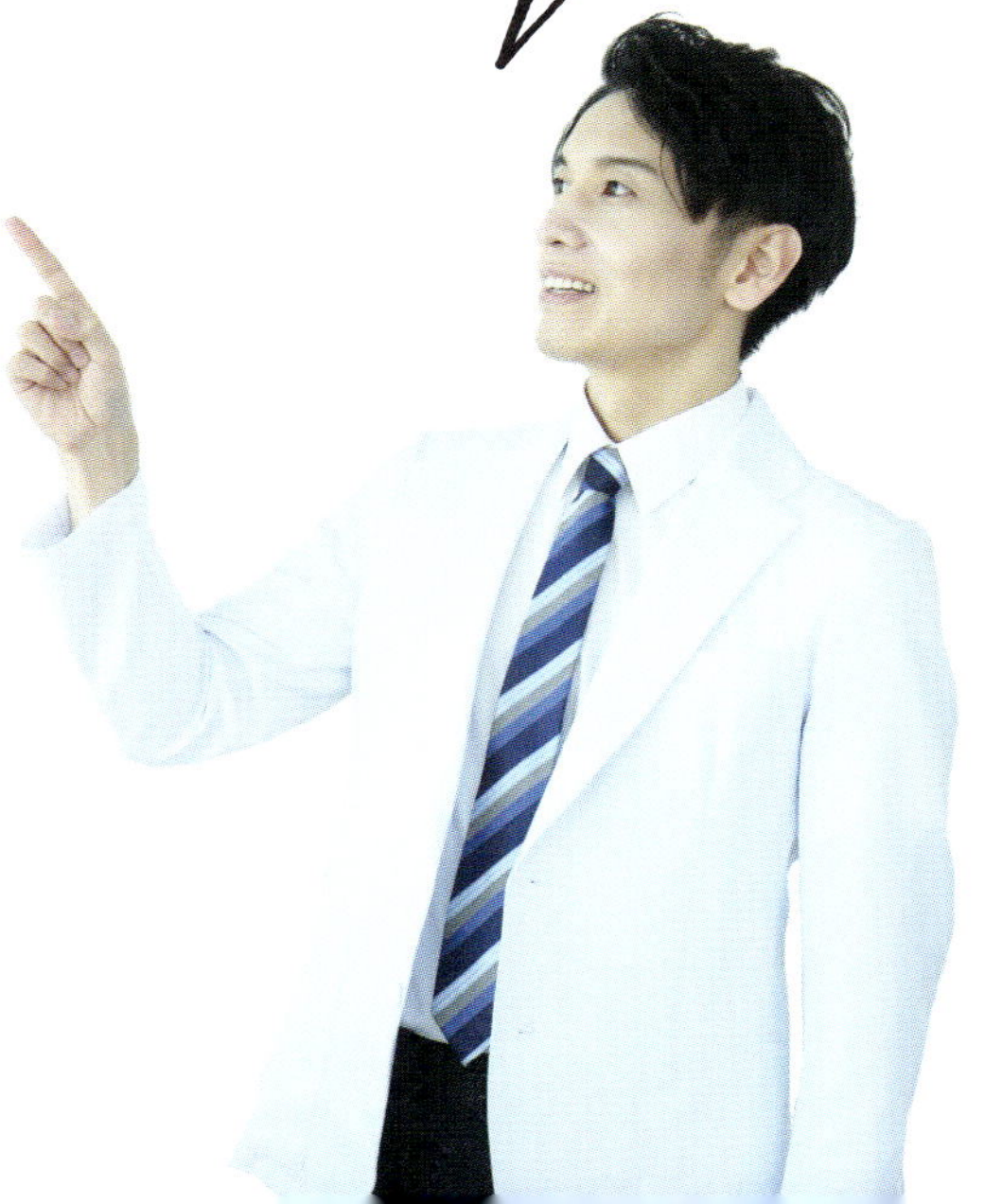

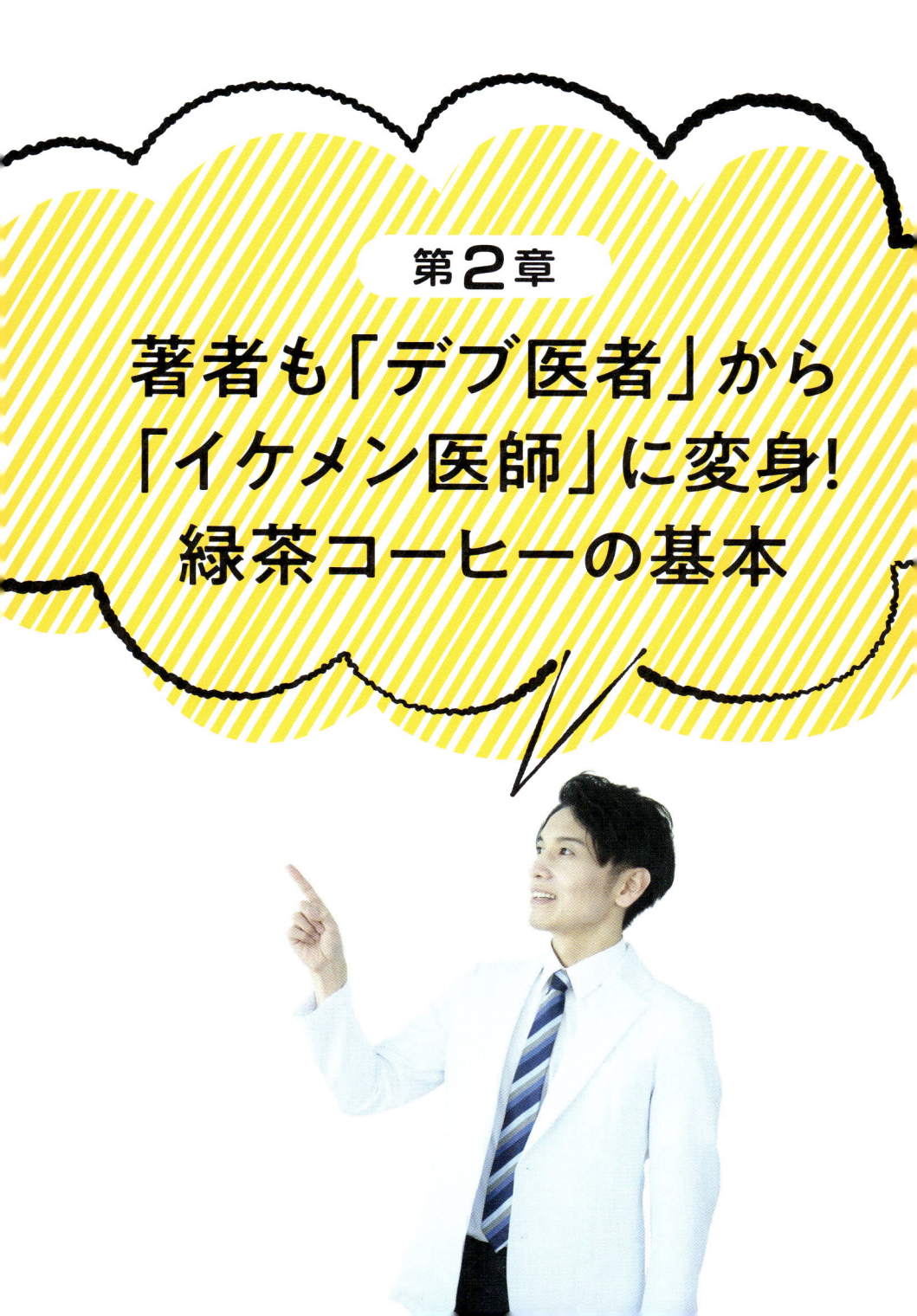

減量外来でも広く効果アリ!!

患者さん100人にも効果が

体重がみるみる落ちていき、緑茶コーヒーの効果を確信した僕は、患者さんにも緑茶コーヒーダイエットにチャレンジしてもらいました。

これまでに挑戦した患者さんは100人以上。全員を平均して1カ月にマイナス6・2kgのダイエット効果が見られています!

指導する私自身、驚いた経験があります。それは2017年10月に太ももの骨の骨折で手術を受けた患者さんです。

巻頭Before After（8ページ）でもご紹介したこの患者さんは、2018年から私のクリニックで緑茶コーヒーダイエットに挑戦しまし

運動できない患者さんもやせた！

DATA

	ダイエット前	ダイエット後
体重	84.7kg	77.4kg
体脂肪	20.5kg	16.1kg
体脂肪状態	過多	良好
BMI	過体重	標準
体幹脂肪	11.2kg	8.4kg

た。手術後全く運動できない状況だったにもかかわらず、来院されてから1カ月半で体重はマイナス7kg、体脂肪率も改善！**INBODY（体組成計）の結果では腹部（体幹）の内臓脂肪も著明に減少し、血液検査でも血糖値、脂質、脂肪肝などすべて正常化**しました。

運動できない状況で腹部の脂肪だけ減少させることに成功したこの症例は大変珍しいのですが、特に食事内容は変えずに、緑茶コーヒーを飲むだけで、おなかから脂肪が落ちていったのです！

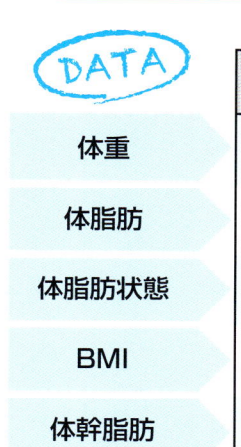

「飲む」以外のムズカシイ約束はナシ

運動・食事制限はいらない！

私の例、患者さんの例からもわかるように、緑茶コーヒーダイエットでは

運動・食事の制限は必要なし！

普段の食生活を変える、生活習慣を変えるダイエットは、どうしても長く続きません。それは私自身の経験からも、減量外来で指導している医師として患者さんを見続けた経験からも明らかです。

ですから私は、なるべく普段の生活を変えずにできるダイエット法を

探していました。そして考案したのがこの緑茶コーヒーなのです。

読者の皆さんにお伝えしたいのは次の３つです。

無理に運動しないでください！
無理に食事を減らさないでください！
１日３杯、緑茶コーヒーを飲んでください！

コツは諦めず、結果が出ると信じて続けるだけ。
それだけで、あなたの体が変わっていきます。

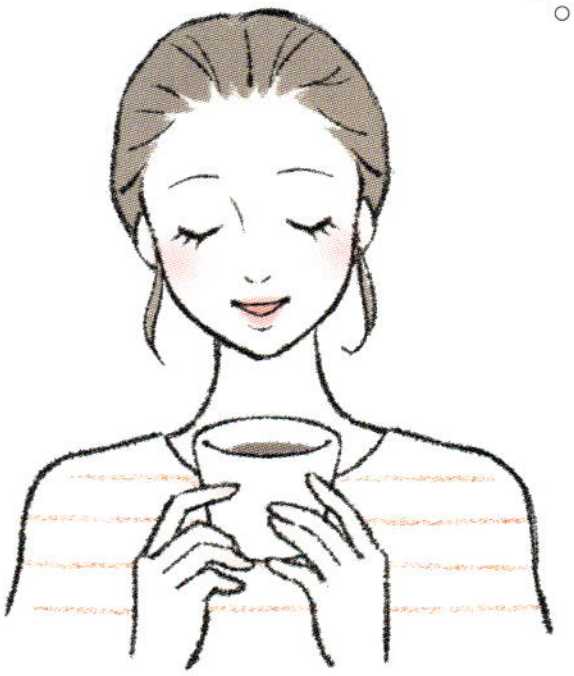

1：1で混ぜるだけ

基本の緑茶コーヒーレシピ

基本の緑茶コーヒーは**緑茶とコーヒーを1：1で割る**だけ。

1回量はカップ1杯と、とってもシンプルです。

ちなみにカップ1杯というと漠然としていますが、**マグカップ1杯程度の分量がおすすめ**です。

マグカップ1杯は、平均して250〜300㎖程度。

緑茶コーヒーダイエットは、いわば「水分の置き換えダイエット」でもあります。甘いジュースなどを飲むのではなく、緑茶コーヒーを摂ること自体のダイエット効果もありますから、大ぶりなマグカップでたっぷり飲むことをおすすめします。

緑茶コーヒーの基本

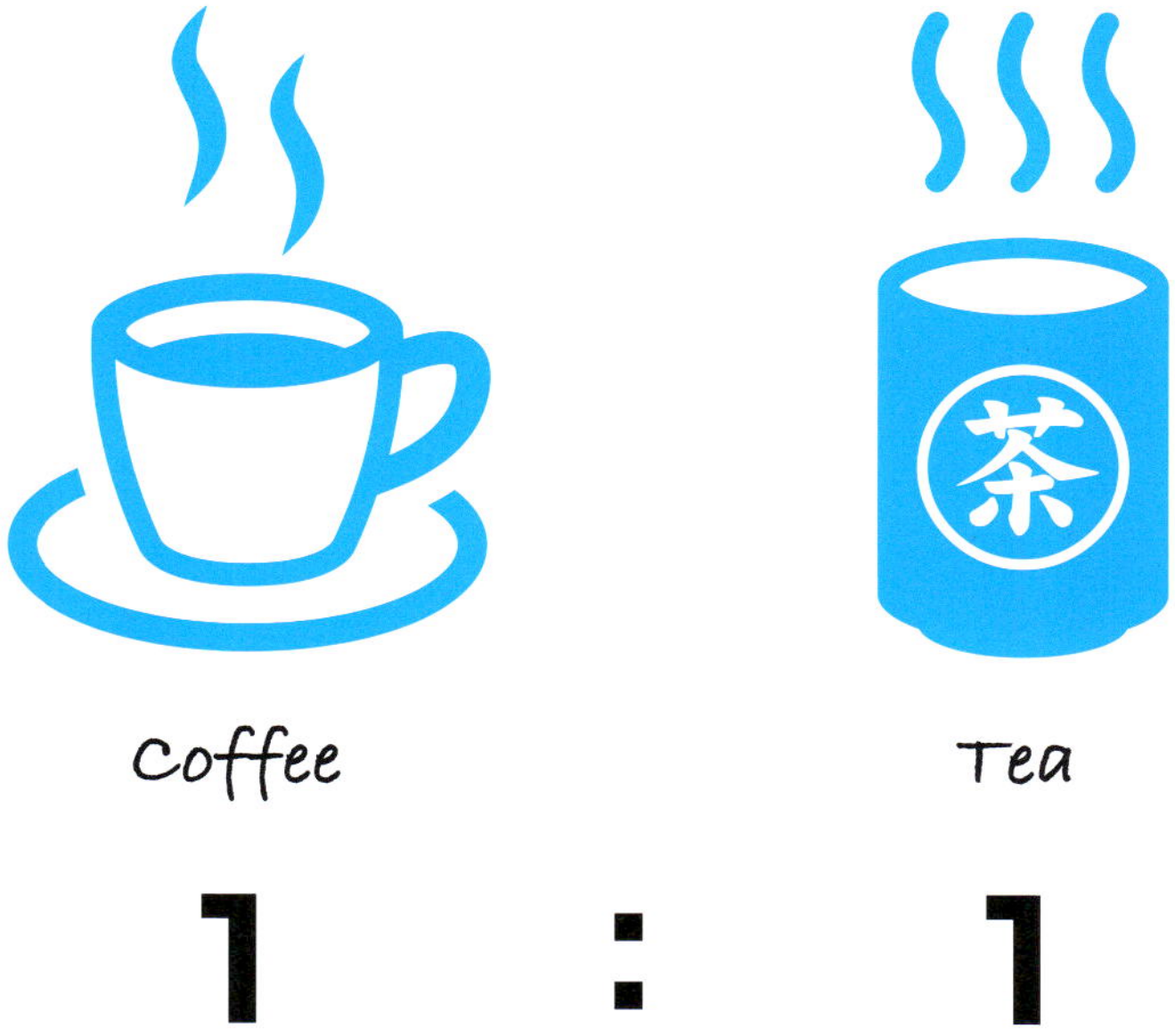

- １回の量はマグカップ１杯分
- 大きめのマグカップで食直前にたっぷり飲むことで、食べすぎを防ぐ効果も

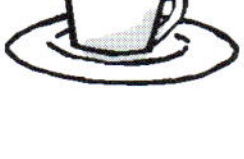

産地や煎り方に決まりはあるの？
ダイエットに最適なコーヒーって？

緑茶コーヒーは市販品やインスタントでも結構ですが、自分で入れる場合は、以下のことに気をつけるとより効果的です。

◆コーヒーは浅煎りがベター

コーヒーのクロロゲン酸は焙煎すると減少します。**つまり、深煎りより浅煎りのほうがダイエットには向いています。**でも、コーヒーにはクロロゲン酸以外にもさまざまな栄養素がありますので、おいしく飲んで続けられるのが一番。深煎りが好きならそれでもかまいません。

基本のコーヒーの入れ方

用意するもの

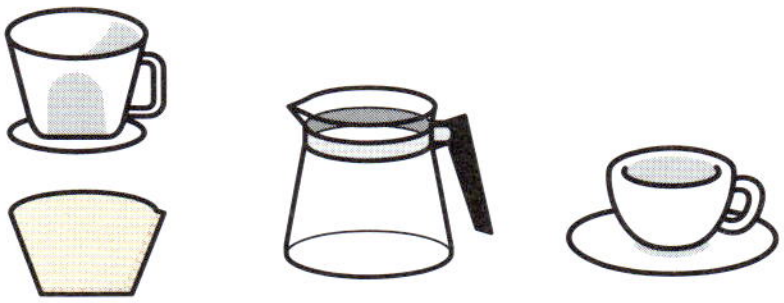

ドリッパー＆フィルター　　サーバー　　カップ

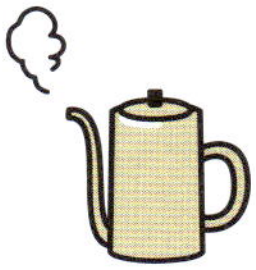

1. お湯は沸騰後に火からはずす。湯面が静かになる95℃くらいが抽出に最適な湯温。

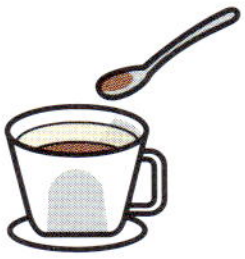

2. フィルターの貼り合わせ部分を折り、ドリッパーにぴったりはめ込む。コーヒの粉は1杯あたり10g程度。フィルターに粉を入れたら平らにならす。

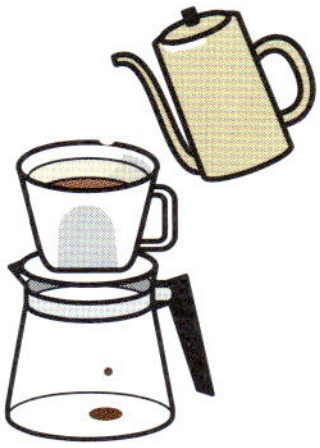

3. コーヒー粉が湿る程度にお湯を注ぎ、20～30秒蒸らす。

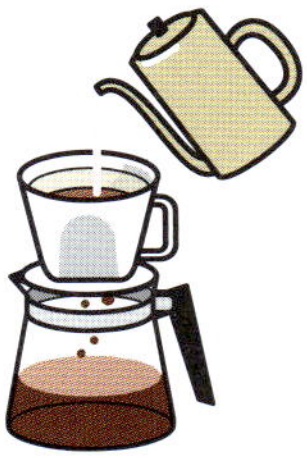

4. コーヒー粉の真ん中を中心に、「の」の字を描くようにしてお湯を注ぐ。膨れた粉の高さが下がったら、その分だけお湯を継ぎ足す。サーバーの目盛りで適量（杯数分）になったらドリッパーをはずす。

5. ドリッパーはコーヒーがすべて落ちきらないうちにはずすと雑味のないコーヒーに。カップに注ぎましょう。

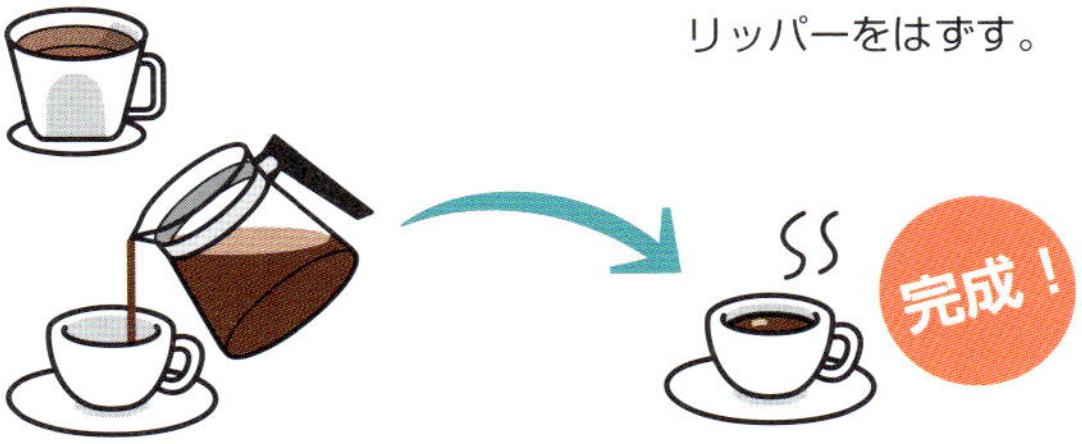

ダイエットに最適なお茶の種類がある？

緑茶コーヒーダイエットはアレンジも可能。つまり、**緑茶でなくても、それぞれのお茶にダイエット効果が期待できます。**

けれど、研究報告の多いのはやはり緑茶。

中でも**茶カテキンとテアニンがバランスよく入っていてコーヒーと相性がいいのは煎茶**です。

煎茶とは、皆さんもよく見慣れた緑の葉っぱと茎を乾燥させてあるお茶のこと。玉露などは渋みを減らしてあるので茶カテキンが少なくテアニンが多めですし、抹茶はあまり日常的ではありません。

基本のお茶の入れ方

用意するもの

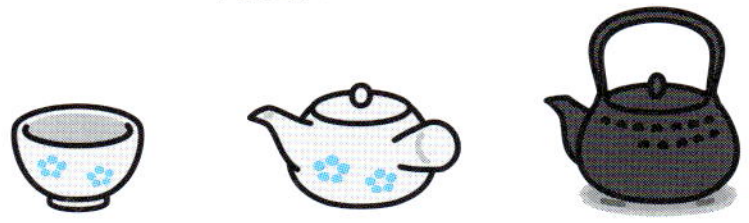

湯のみ　　急須　　お湯

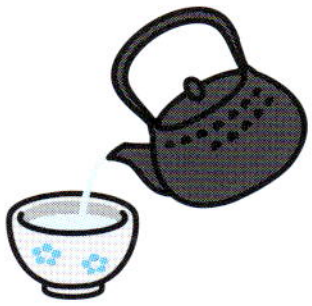

1. 沸騰させたお湯を一旦湯のみに注ぎ、適温まで冷ます。煎茶であれば70～80℃くらい。番茶やほうじ茶は100℃が適温。

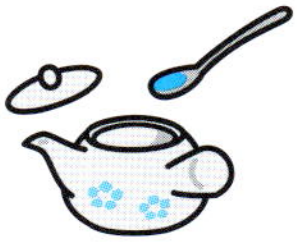

2. 茶葉を急須に入れる。2人分で8g（大さじ山盛り1杯程度）が適量。

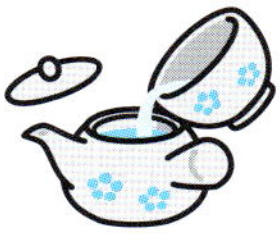

3. 冷ましたお湯を茶葉に注ぎ、急須の蓋はしないで茶葉が開くまで待つ。45秒～1分程度。

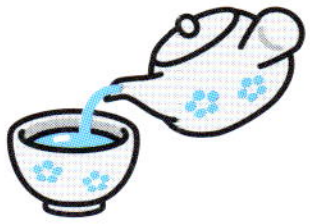

4. 最後の一滴まで湯のみに注ぎきるのが、おいしく飲むポイント。

ですから茶カテキンとテアニンのバランス、飲みやすさ、使いやすさという面から、いわゆる緑茶＝煎茶をおすすめします。

ちなみに、お茶を入れるコツは80℃以上の高温で入れること。

80℃以上の高温で入れると茶カテキンが多めに抽出されるので、ダイエット効果が高まります。

飲み方は1日最低3杯食直前が基本！

基本の飲み方は**「1日3杯、食事の直前に飲む」**です。食事の直前に飲むことで**コーヒーがもつ食後高血糖や脂質の吸収を抑える作用が高まる**からです。

もちろん、食直前だけでなく、コーヒーを飲むときに、そのコーヒーを緑茶コーヒーに変えていただくだけでも効果はあります。

たとえば仕事中のドリンクを緑茶コーヒーに変えるのです。

ちょこちょこと緑茶コーヒーを飲むと、カフェインの覚醒作用で目も覚めますし、緑茶テアニンによるストレス緩和効果も期待できます。

食直前を意識しつつ、それ以外のタイミングでも飲み物は緑茶コーヒーにする。**それだけで食欲が静まり、ダイエットになります**！

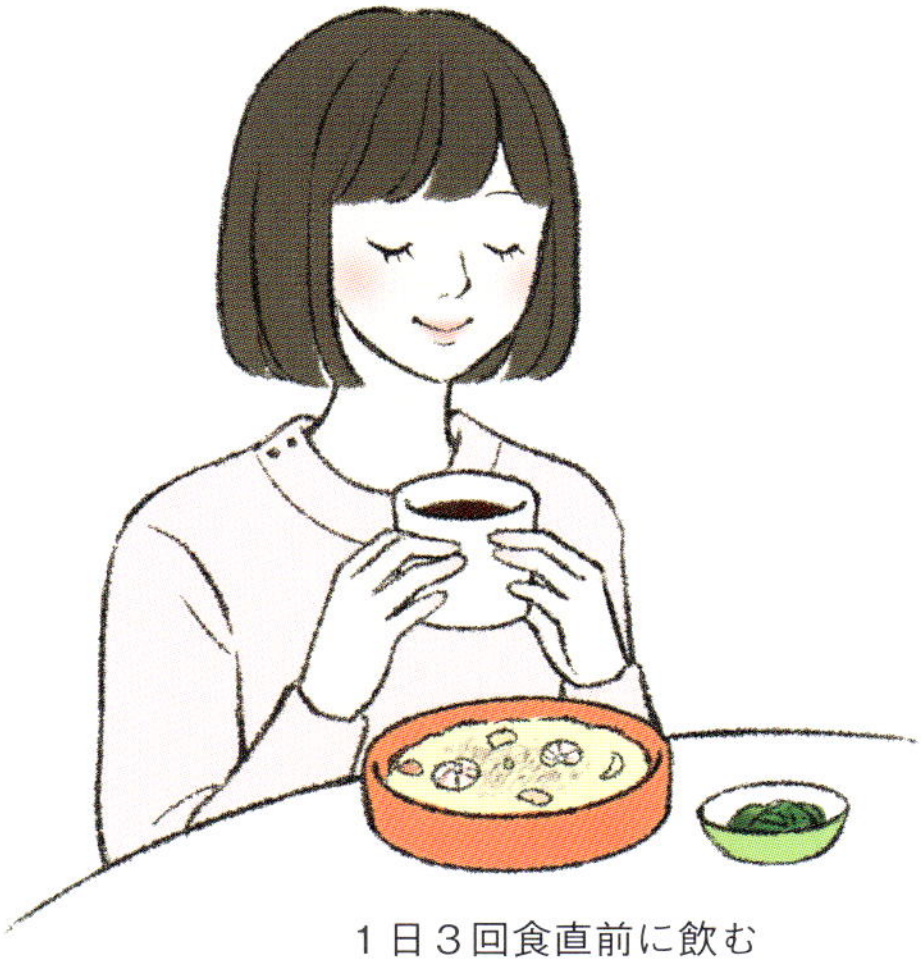

１日３回食直前に飲む

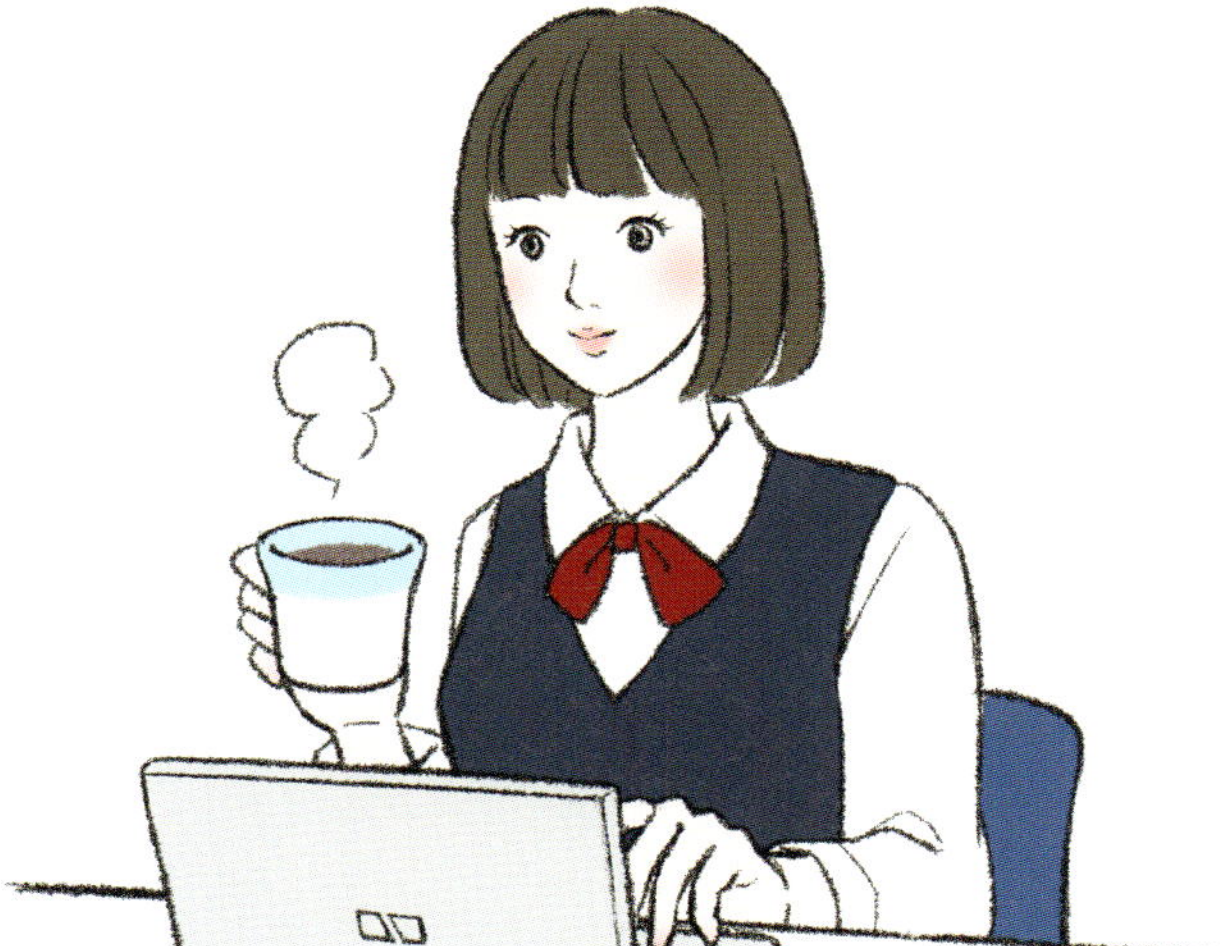

喉が渇いたときにも

まだまだある！

緑茶コーヒーの効果

緑茶コーヒーのよい効果は、やせるだけではありません。ざっと思いつくだけでも以下のような効果があります。

・カフェインの覚醒効果で、仕事に集中できる

カフェインの覚醒効果は、カフェインを摂取した1時間後くらいに最も高まります。朝食前、昼食前のタイミングで飲むと、食事をとって血糖値が上がり、眠くなるころに覚醒作用が発揮されます。ですから、眠くならずに仕事に集中できます。

・緑茶カテキンで美白・美肌になれる！

緑茶カテキンは高い抗酸化作用があります。
このパワーは驚異的で、美白、美肌にも効果があります。

・虫歯・風邪予防にも効果的！

また、緑茶のカテキンは吸着性が強いので、口に含めば虫歯菌にくっつき増殖を抑え、口臭を防ぎます。うがいをすればウイルスが持っている〝とげ〟に吸着し、ウイルスの体内への侵入を防ぎます。また、飲めば腸内に入って悪玉菌に付着して退治します。

つまり、緑茶コーヒーを摂取することで、やせる以外にも集中力が高まり、さわやかで、色白美肌になれるという豪華特典がついてくるのです！

毎日続けることが大切！

緑茶、コーヒーはインスタントや市販品でもＯＫ！

コーヒーを入れるのも面倒！

そんな方は、**インスタントコーヒーでもＯＫ**です。

コーヒーがもたらす効果はカフェインやクロロゲン酸によるもの。

実は**インスタントコーヒーにはそれらの有効成分がレギュラーコーヒーと比べてほとんど変わらない量だけ入っています**。

従ってインスタントコーヒーにも、自分で入れるコーヒーとほぼ効果があると判断できます。

面倒に思って続けられなくなるよりも、継続することが一番！

その意味では、**お茶も茶カテキンやテアニンさえ含まれていれば、給茶機のものでも市販のペットボトル飲料でも構いません。**茶カテキンの含有量が高いという意味では緑茶がベストですが、紅茶でも、ほうじ茶でも、ウーロン茶でもプーアル茶でもかまいません。**カテキン・テアニンが含まれるなら、どんなお茶でもＯＫ**。

とにかく気軽に継続できるやり方で飲み続けることが大事です。

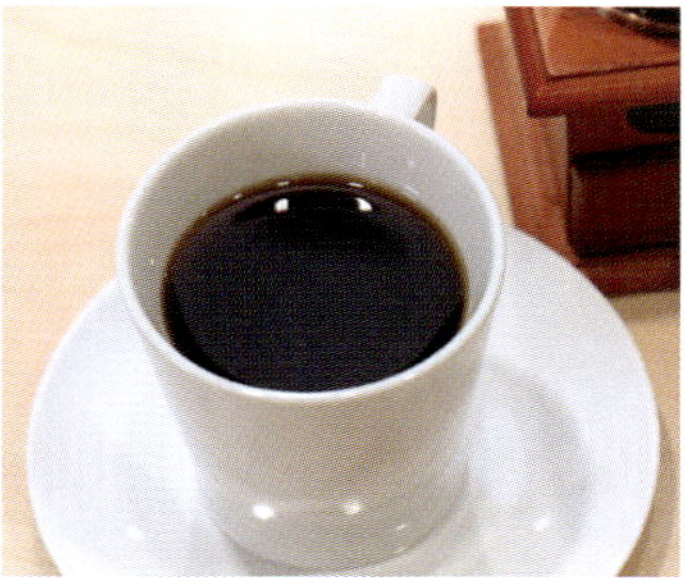

3日経っても体重が減らない！

1週間から10日続けると、体重がぐんぐん落ち始めます。

患者さんに緑茶コーヒーを試してもらっていても、「先生、ダメです。全然やせません」とおっしゃる方はいらっしゃいます。

そういう患者さんには、

- **1週間、きちんと緑茶コーヒーを飲むこと**
- **朝、体重を計ること**

この2点をお伝えしています。それができるようになると、**1週間目ぐらいから面白いように体重が落ちていく**のです。

体重を計るタイミングは、朝、起床してトイレに行ったあとがベスト。前夜の食べ物が消化されているので、一番正確な体重がわかります。

また、体重はグラフで記録するのがおすすめです。そうすることで1日ごとの増減がわかるので、自然と体重を意識するようになるからです。

ちなみに、ダイエットは**「1日に50グラムずつ減らす」くらいのペースが理想です**。そうすれば1カ月では1・5kg。3カ月で4・5kgやせます。1週間で1kgなどややハードな目標を設定した場合も、「1日に145グラムずつ」と考えて、**毎朝体重をチェック**してください。

グラフは、私の病院で使っているのと似たものを92〜93㌻に掲載しました。ぜひ記録してみてください。

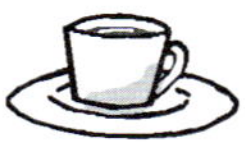

緑茶とコーヒーは飲みすぎるとダメ？

持病がある人はどうすればいいの？

たとえば高血圧などの持病がある。そんな人は緑茶コーヒーを飲んでいいの？　と心配になるかもしれません。

結論からいうと、**なんの問題もありません！**

それどころか、コーヒーの「クロロゲン酸」や茶カテキンなどの「ポリフェノール」は動脈硬化の抑制に働く可能性があります。

カフェインが悪玉のＬＤＬコレステロールの酸化を抑えることが認められていますし、コーヒーの摂取量が多いほど、脳梗塞が少ないこともわかってきました。

コーヒーの摂取量が多いほど脳梗塞は少ない

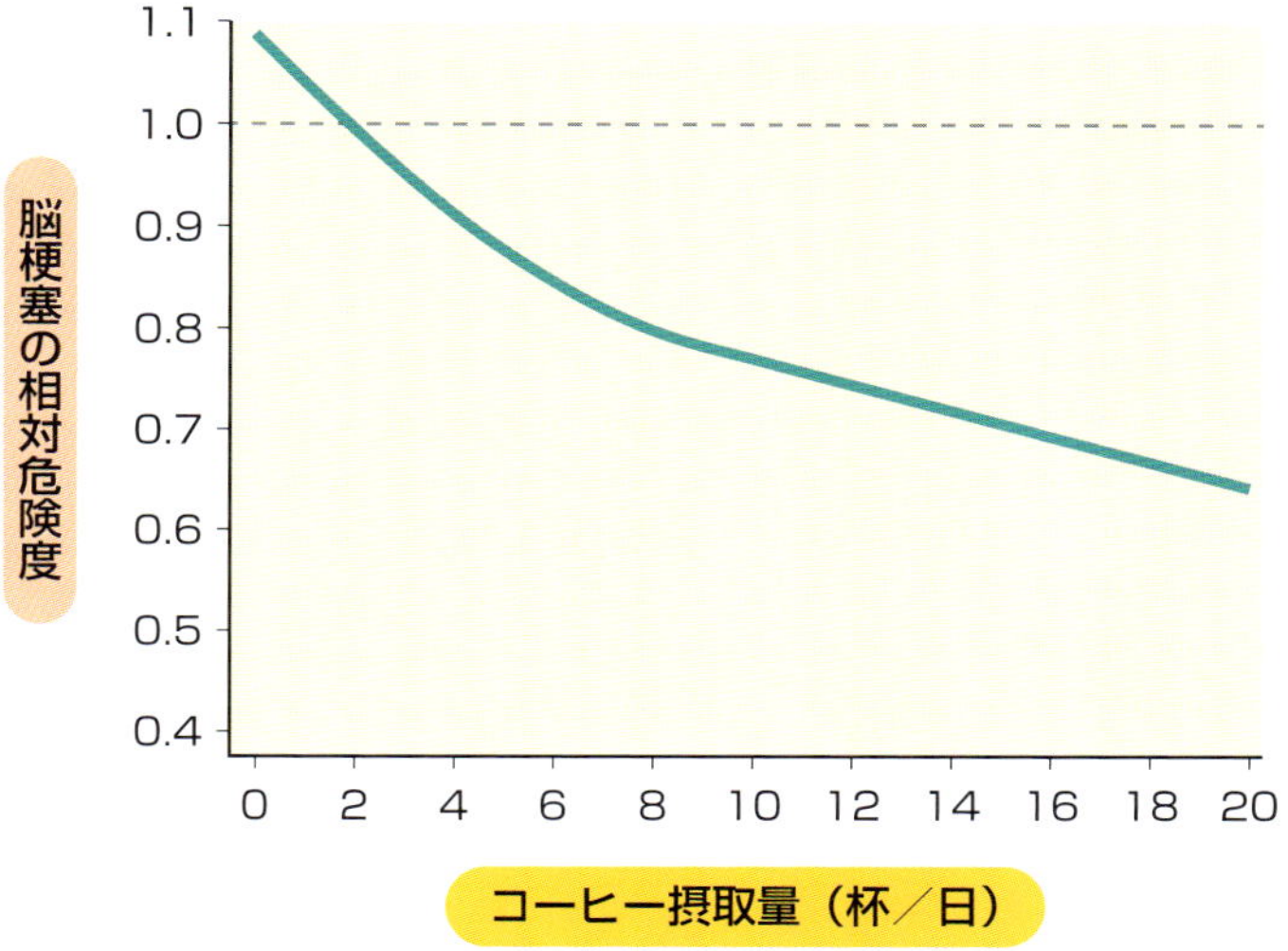

（Larsson et al, Stroke 2009より）

ほかにコーヒーや茶の常飲者は糖尿病になりにくいこと、動脈硬化が軽いことなどを国立循環器病研究センターが発表しています。

お茶に関しては、ほかにも緑茶の常飲者のほうが虚血性心疾患、脳卒中の割合も低く、循環器病死亡率なども低いという結果が出ています。

「かかりつけの医師に緑茶やコーヒーの摂取を禁じられている」などのことがなければ、安心して試してみてください。

脂肪燃焼効果がより高まる!!

運動と組み合わせるなら1時間前に！

せっかくだから、運動なども組み合わせて本格的にダイエットしたい！

そう思う方もいるかもしれませんね。

運動前に緑茶を飲むと、新陳代謝が活発になり運動時に脂肪の分解や燃焼が促進されます。

コーヒーも「運動とコーヒー摂取を組み合わせると、体重減少、内臓脂肪や皮下脂肪の減少効果が出る」という報告が複数あります。つまり、**運動による脂肪燃焼効果をコーヒーが底上げしてくれる**わけです。

ポイントは**運動の1時間前に飲む**ことです。

コーヒーや緑茶の成分は、口から入るとカフェインもクロロゲン酸も1～2時間後に血中でピークになり、4時間後ぐらいにはカラダの外に排泄されてしまいます。ですから、**運動する1時間前ぐらいに緑茶コーヒーを飲むのがおすすめ**なのです。

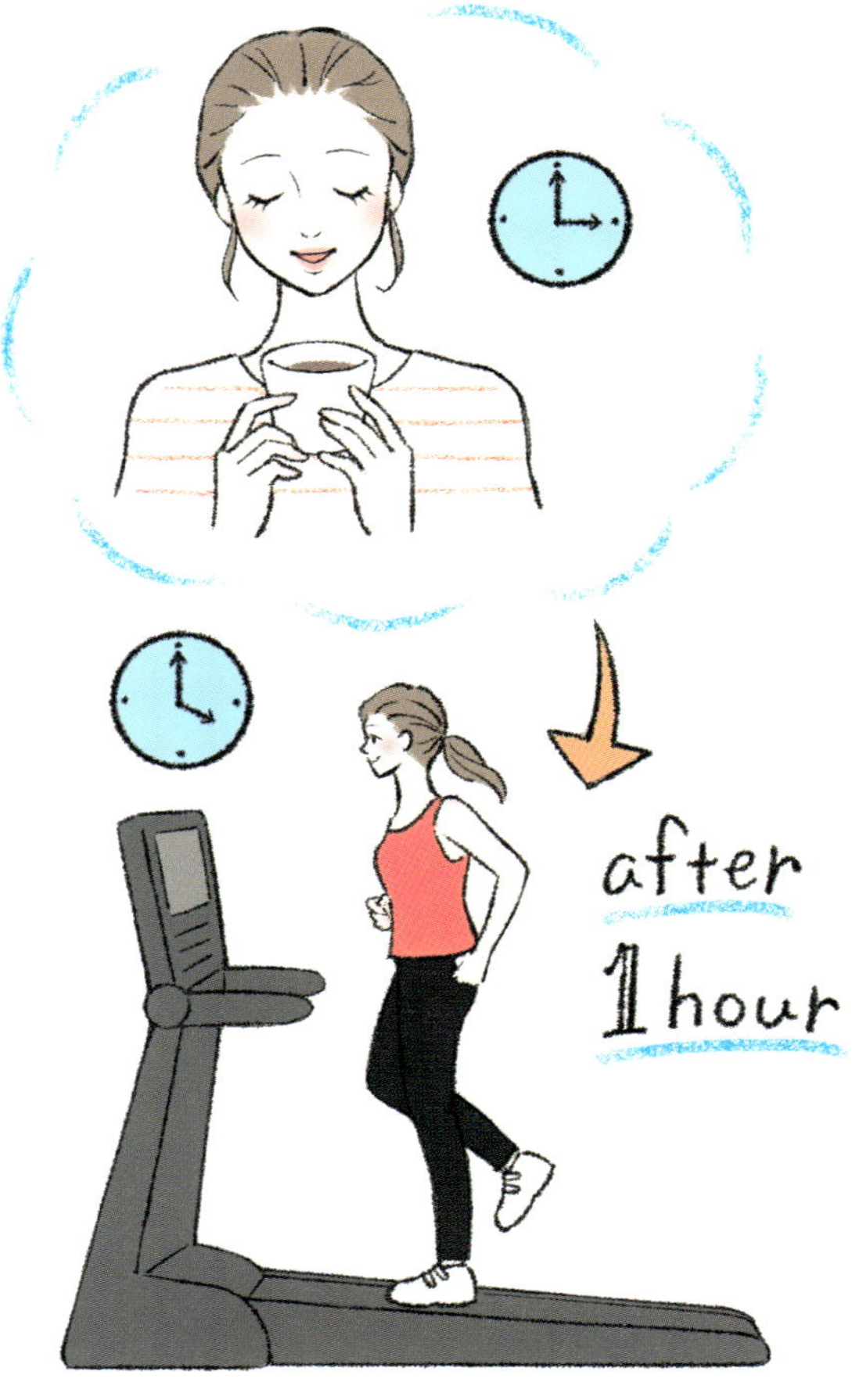

エクササイズの１時間前に飲むと効果up ！

コラム2

やせホルモン「アディポネクチン」で上手にダイエット

第3章のアレンジレシピで「おからパウダー」を紹介しています。おからパウダーには「やせホルモン」といわれる「アディポネクチン」を増やす成分が多く含まれており、脂肪燃焼効果を得られるからです。緑茶コーヒーにプラスして「アディポネクチン」を増やす食生活を心がけると、ダイエットにより効果的です。

おからパウダーのほかには、青魚に含まれる「EPA」やサケやエビ、カニなどに含まれる「アスタキサンチン」、納豆や海藻に多く含まれる「マグネシウム」もアディポネクチンの働きを助けるといわれています。果物ではシークワーサーに含まれる「ノビレチン」は、アディポネクチンを確実に増やす成分です。上手に取り入れていきましょう。

第3章

飽きずに飲める! ティー×コーヒーアレンジレシピ

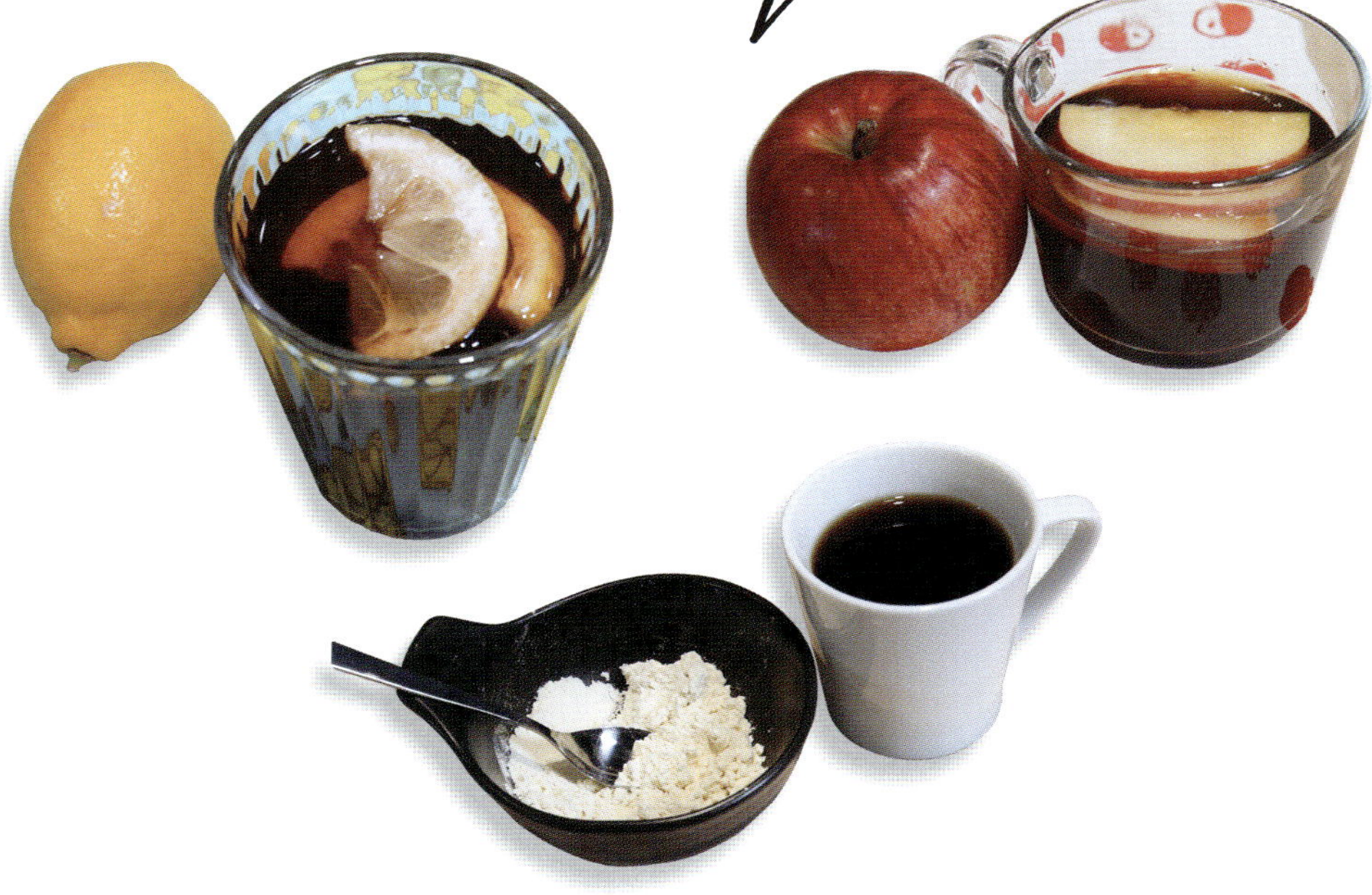

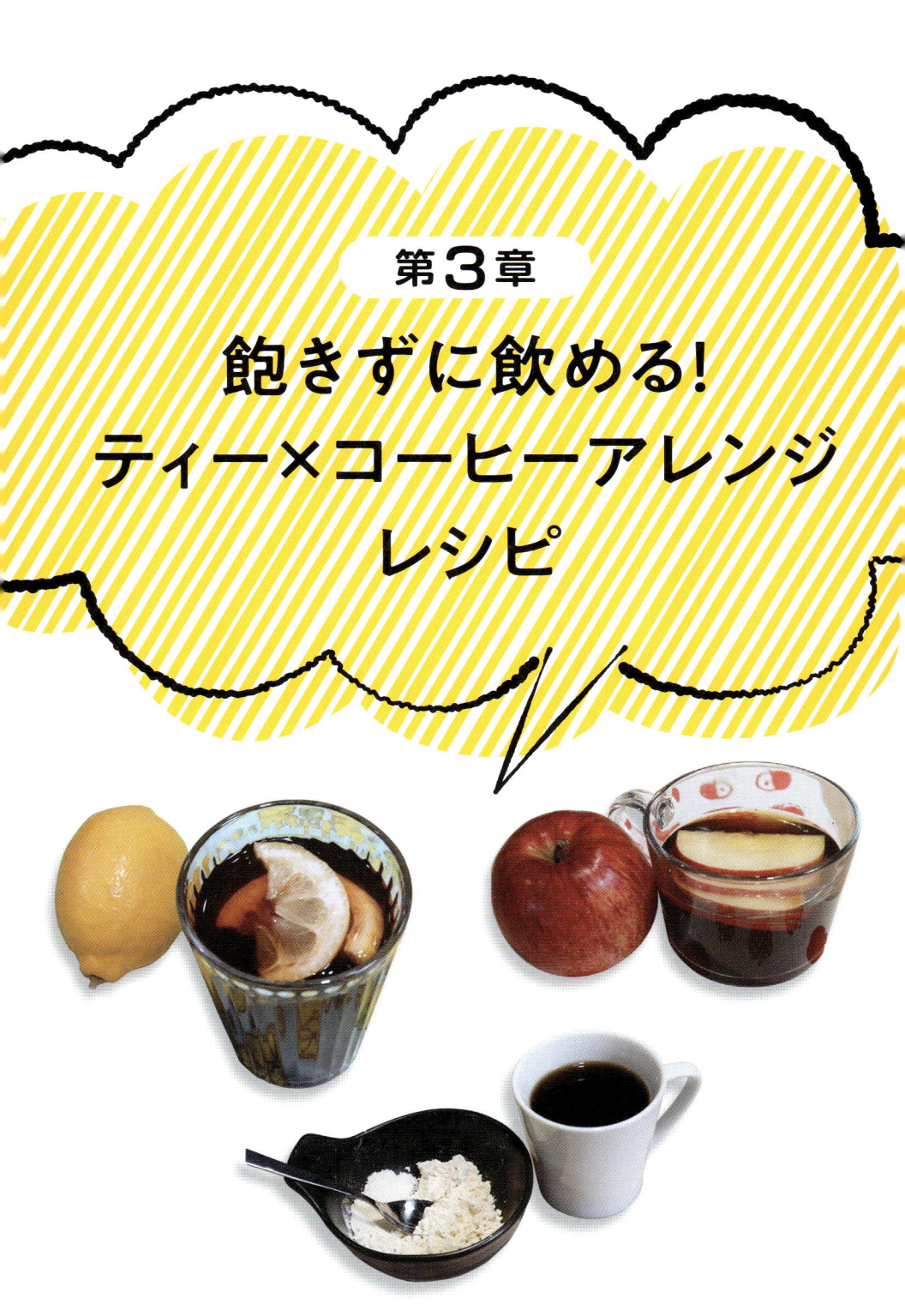

Recipe 1

アイス緑茶コーヒー

暑い日もおいしく飲んでダイエット

緑茶コーヒーはホットでなければいけませんか？　とよく聞かれます。ホットコーヒーのほうがカフェインやクロロゲン酸を効率的に吸収でき、内臓が温まって代謝をうながせるためベターです。

とはいえ、**実はアイスにしても基本的にダイエット効果は大きくは変わりません**。

繰り返しますが、ダイエットは継続することが一番です。その日の気分や季節でアイスやホットを上手に使い分けましょう！

アイス緑茶コーヒーの作り方

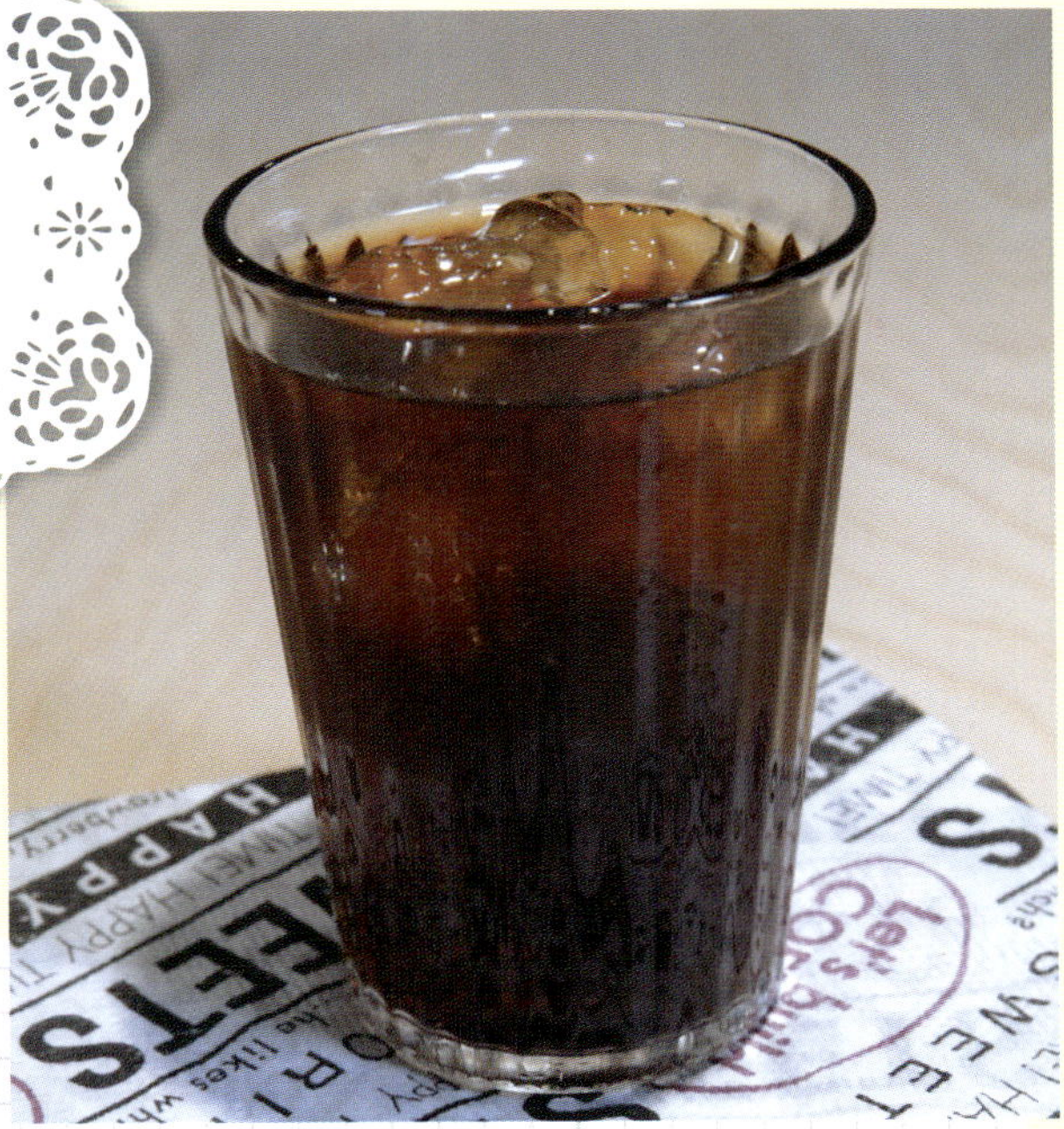

基本のつくり方

① 基本の入れ方で好みのコーヒーを入れる

② 基本の入れ方で緑茶（もしくは好みのお茶）を入れる

③ 氷をグラスの上部まで詰めて、1：1でコーヒーと緑茶を注ぐ

point

氷で薄めてもカフェインやテアニンの量は変わりません。ホットと同じ濃さがよい場合は、１：１で混ぜたものを冷蔵庫で冷やしても構いません。

Recipe 2

デザート代わりになるアイスドリンクが飲みたい！ときは ストロベリーティー×コーヒー

ダイエット中も、甘いものやデザートが食べたくなりますよね。
そんなときにおすすめなのが、ストリベリーティー×コーヒーです。
イチゴには次の成分が含まれています。

- **摂取した糖質や脂質の分解や代謝を促進してくれる「ビタミンB群」**
- **不要な老廃物や余分な水分を排出する「カリウム」**
- **食欲抑制効果や早めに満腹感を得られる「食物繊維」や「水分」**

ちょっとおしゃれな気分を楽しみたいときにもおすすめです。

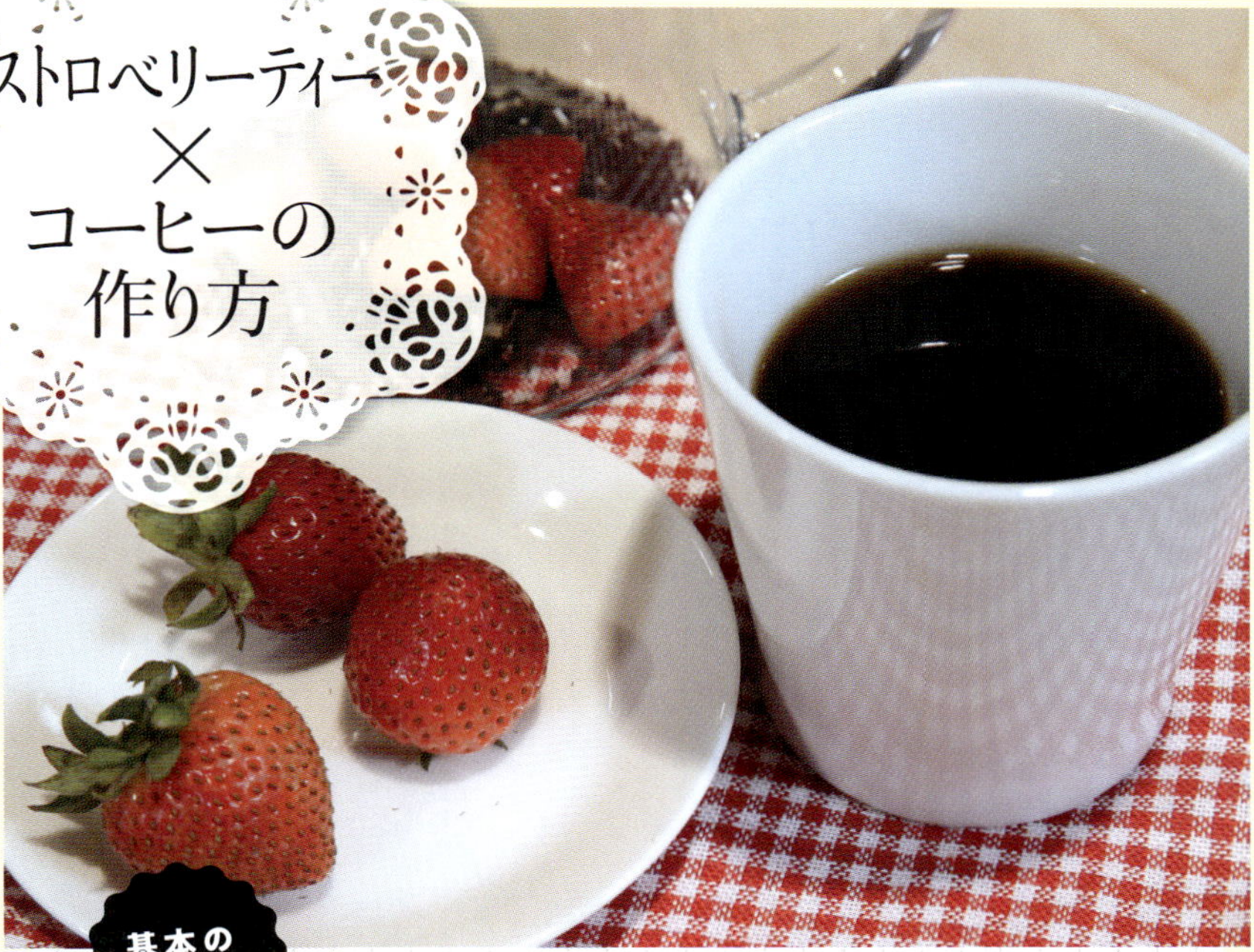

ストロベリーティー×コーヒーの作り方

基本のつくり方

① 茶葉にスライスしたイチゴ1〜2粒分を加え、好みのお茶（紅茶もおすすめ）を入れる

② 基本の入れ方でコーヒーを入れる

③ ストロベリーティーとコーヒーを1：1で混ぜ合わせる

point

イチゴの量は好みで増やしても構いません。緑茶でもおいしいですが、紅茶だとより飲みやすくフルーティになります。

Recipe 3

りんごティー×コーヒー

便秘解消にも効果あり！

ダイエットをしていると、便秘気味になってしまうときがどうしてもあります。そんなときにオススメの果物がりんごです。

りんごには**「水溶性」と「不溶性」の2種類の食物繊維が含まれているため、整腸作用が高く便秘に効果的**なのです。

また、単にお通じがよくなるだけでなく、ペクチンという成分が体内の糖質や脂質を体の外に排出してくれます。

ほかに、りんごのポリフェノールにも脂肪の蓄積を防ぐほか、効率的に脂肪を燃やす働きがあります。

りんごティー×コーヒーの作り方

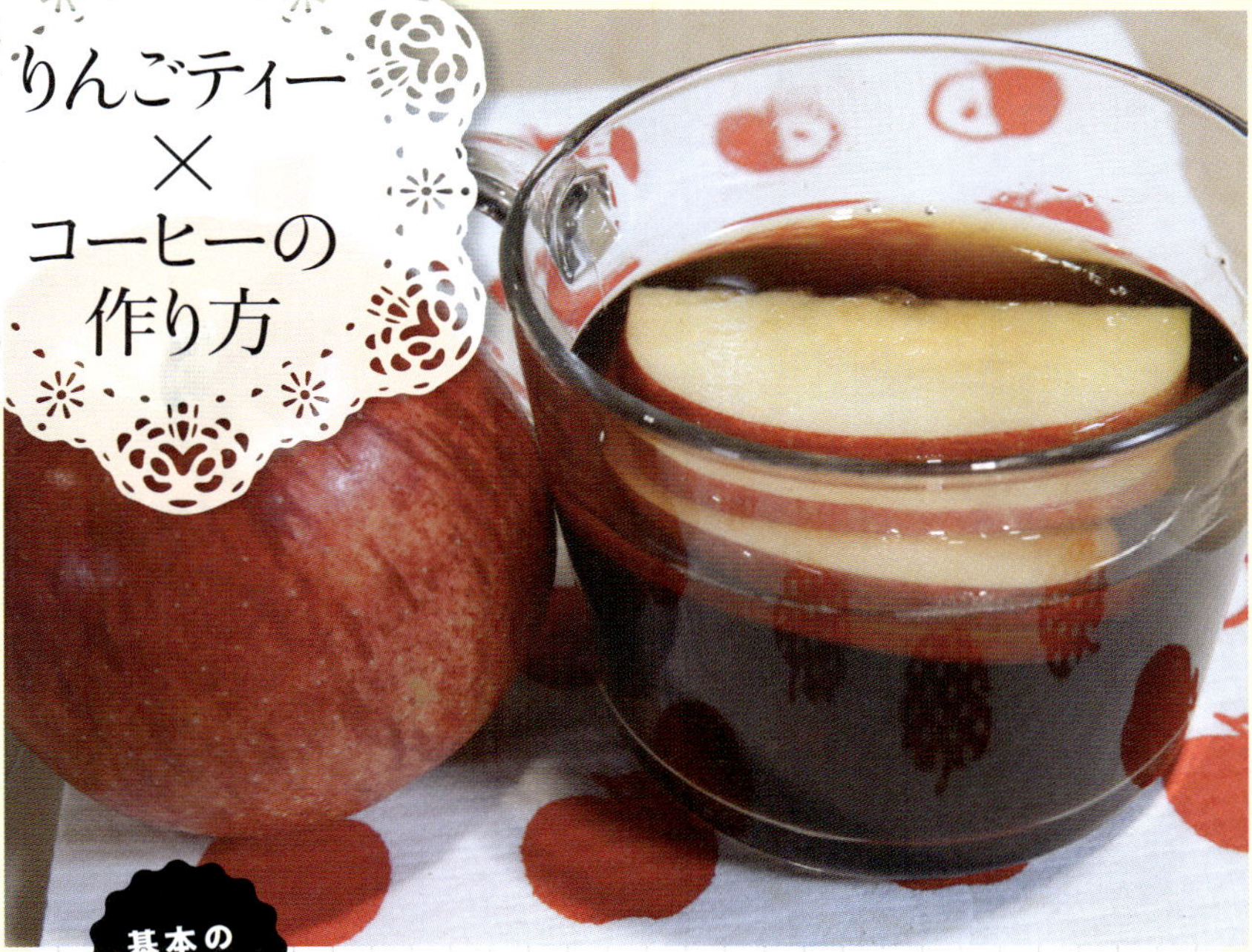

基本のつくり方

① りんごは1杯に対して４分の1個をすりおろし、４分の1個はスライス
② 基本の入れ方でコーヒーと好みのお茶（緑茶や紅茶など）を入れる
③ コーヒーとお茶を1：1で混ぜ、りんごのすりおろし４分の1個分を入れる。スライスしたりんごは浮かべる。

point

アイスでもホットでもおいしく飲めます。お茶を紅茶、ほうじ茶などにするとりんごの甘みも引き立ち、デザート感覚になります。

Recipe 4

リラックスしたいときにおすすめ!

ほうじ茶コーヒー

緑茶コーヒーは1：1で混ぜ合わせることで、コーヒー単体で摂取するよりもカフェインの総量がおさえられるメリットがあります。

とはいえ、緑茶にもカフェインは含まれており、どうしても、多少の覚醒作用は働いてしまいます。

もし、ダイエット中に**イライラが止まらない、なぜか過食をしてしまうというときは体がストレスを感じているサイン**。

そういうときは覚醒効果の高い緑茶ではなく、リラックス成分のテアニンが多めなほうじ茶を使ったほうじ茶コーヒーがおすすめです。

ほうじ茶コーヒーの作り方

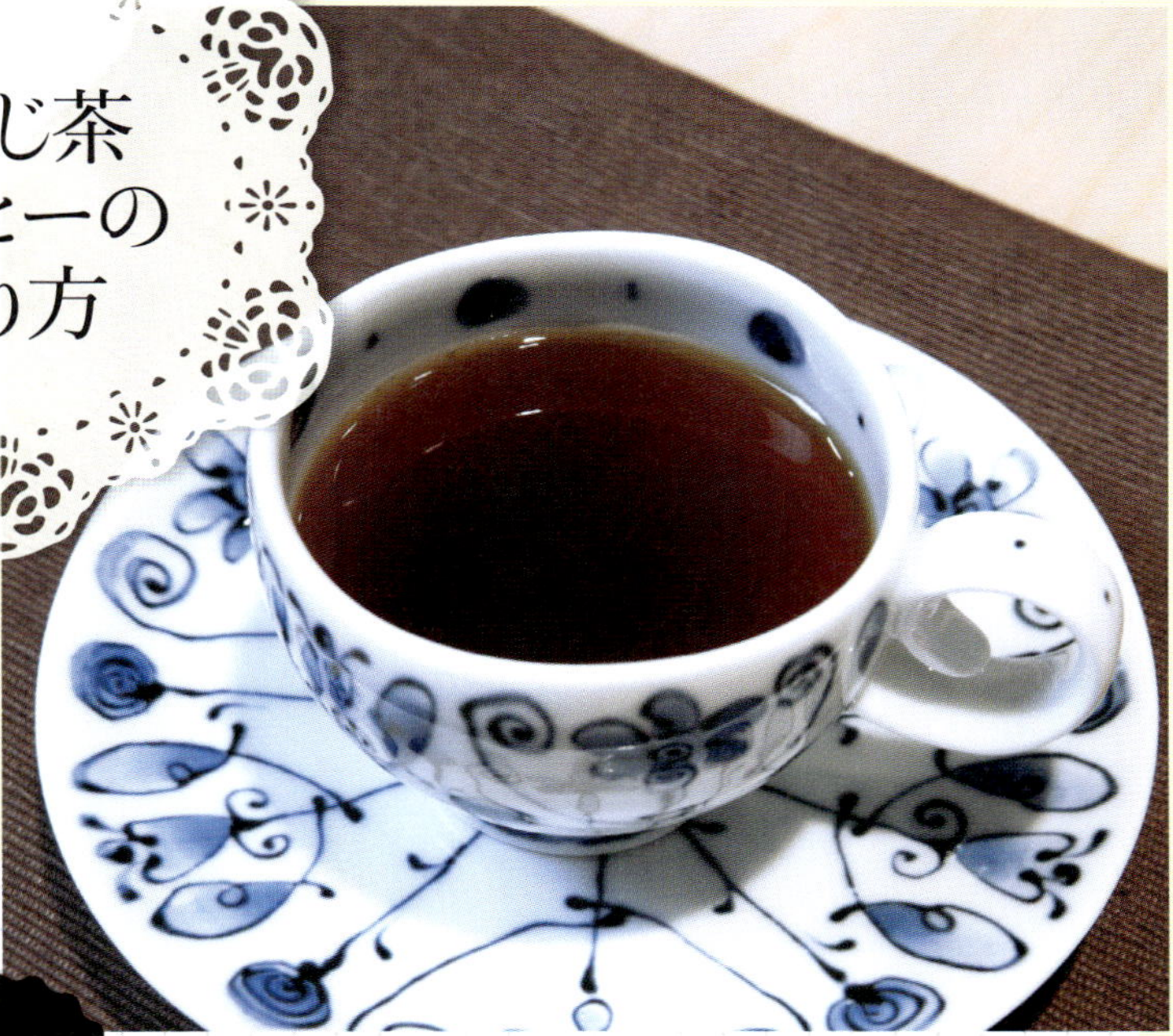

基本のつくり方

① ほうじ茶を入れる

② 基本の入れ方でコーヒーを入れる

③ コーヒーとほうじ茶を1：1で混ぜあわせる

point

ほうじ茶はお好みのものでかまいません。
コーヒーを普段より薄めに入れてもよいでしょう。

Recipe 5

美肌になりたいときに取り入れたい
シトラスティー×コーヒー

そもそもコーヒーやお茶にふくまれるポリフェノールには抗酸化作用があるので、美肌にも効果的です。でもその効果をもっと高めるなら、おすすめはかんきつ類。

かんきつ類にふくまれる**ビタミンCとクエン酸の力で、美肌のほかに疲労回復なども期待できます**。暑い日の暑気払いにもぴったりな、さわやかな飲み物です。

シトラスティー × コーヒーの作り方

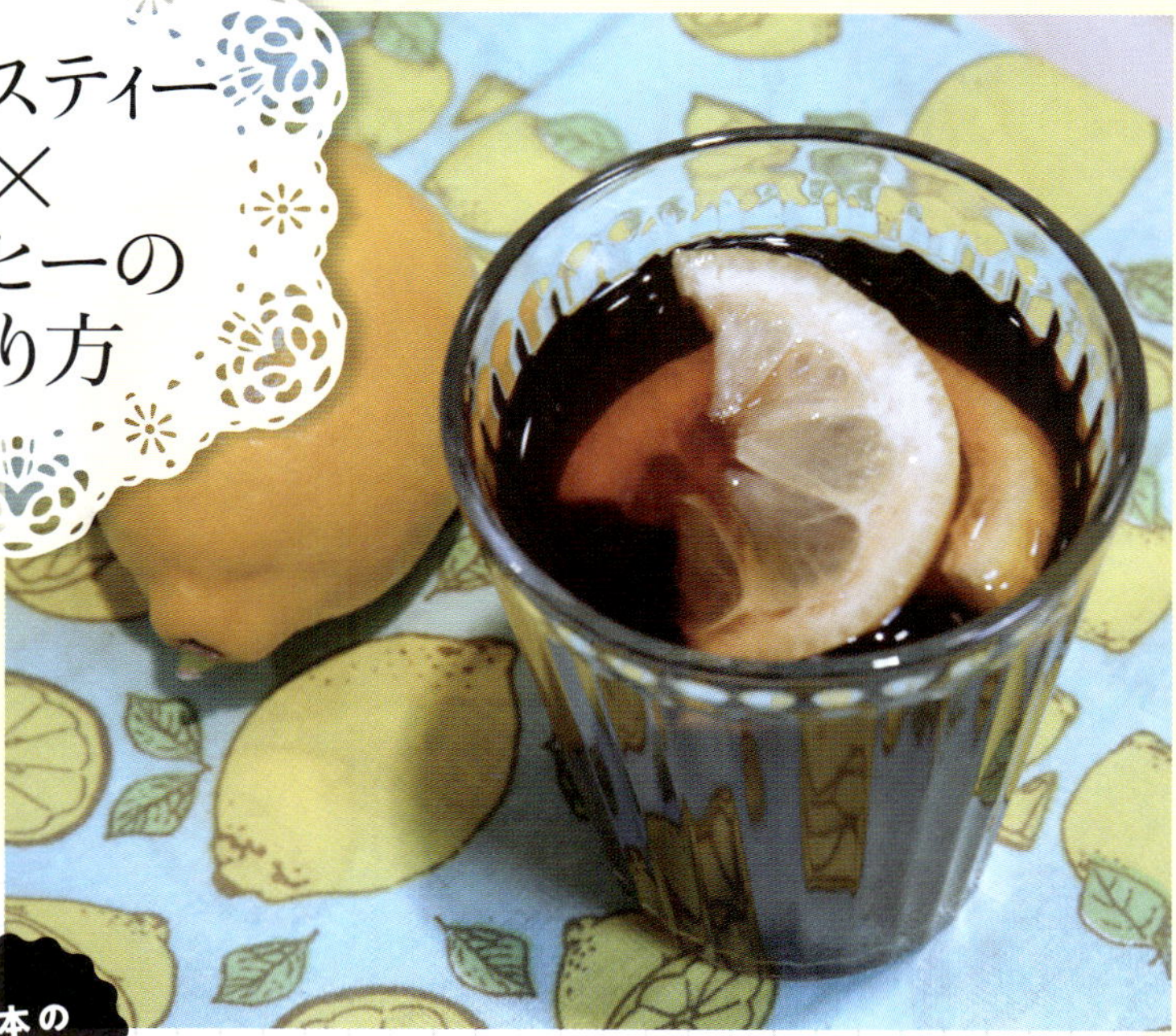

基本のつくり方

① 基本の入れ方でコーヒーと好みのお茶を入れ、1：1でカップに注ぐ

② はちみつ小さじ1〜2杯とレモン果汁小さじ1をカップに加える

③ レモンスライス1枚をうかべる

point

美肌効果が高いのは茶カテキンの含有量が高い緑茶ですが、紅茶だと飲みやすく、マイルドになります。

Recipe 5

むくみやすい人におすすめ！

コーン茶コーヒー

ダイエットの際に、一緒に解消したい悩みの一つが「むくみ」です。特に顔や下半身のむくみが改善されると、やせて見えるだけでなく、実際に靴やパンツのサイズが変わることも多いのであなどれません。

むくみをとるのはなかなか難しいのですが、おすすめなのがコーン茶です。**コーン茶には強い利尿作用があり、体内の余分な水分を排出できるため、むくみが軽減される**のです。

また、むくみは皮下脂肪により皮膚表面が凸凹するセルライトの原因にもなります。一度できると解消は難しいセルライト。できる前の予防が大切ですが、コーン茶はセルライト予防にも効果絶大です。

コーン茶コーヒーの作り方

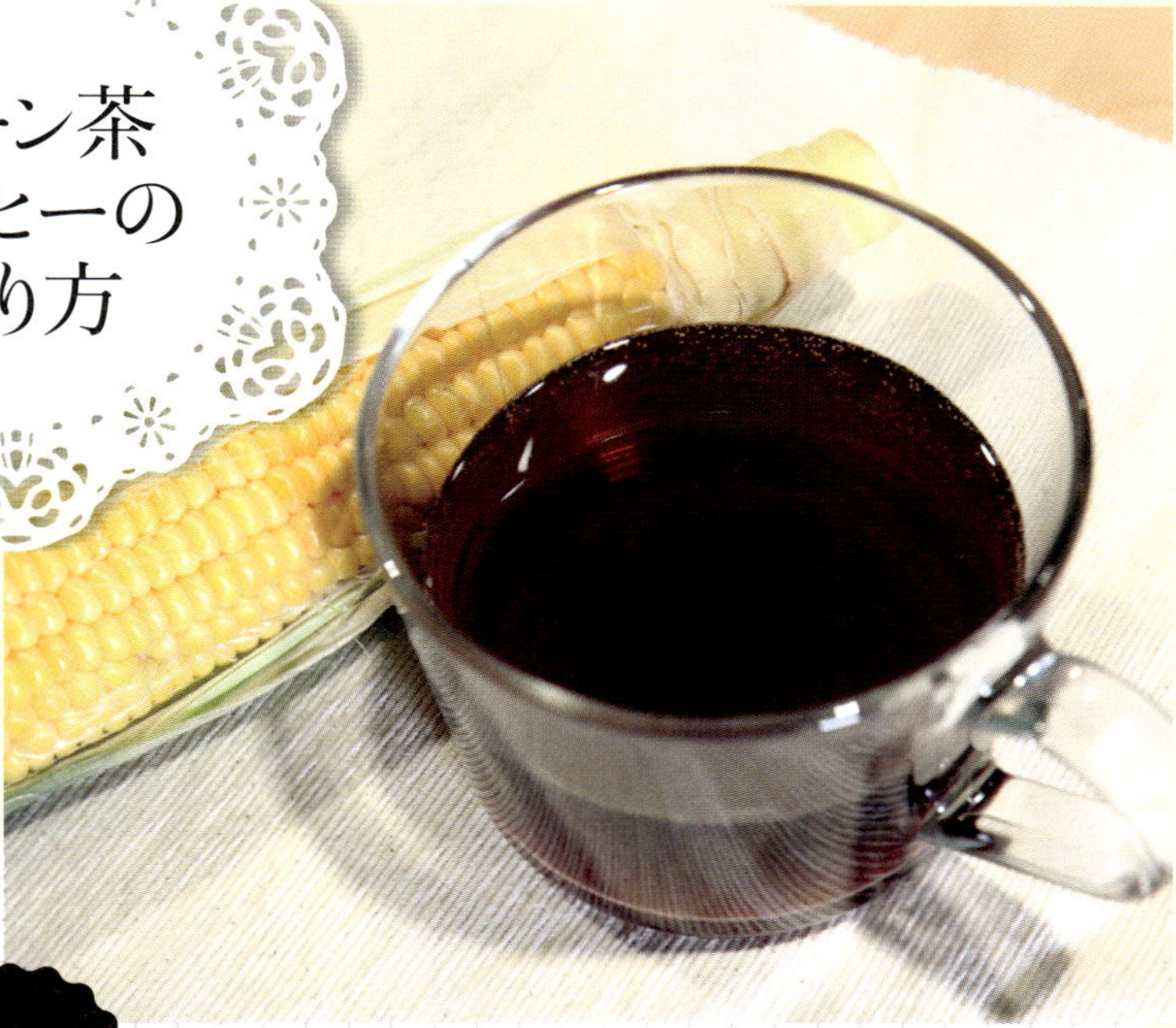

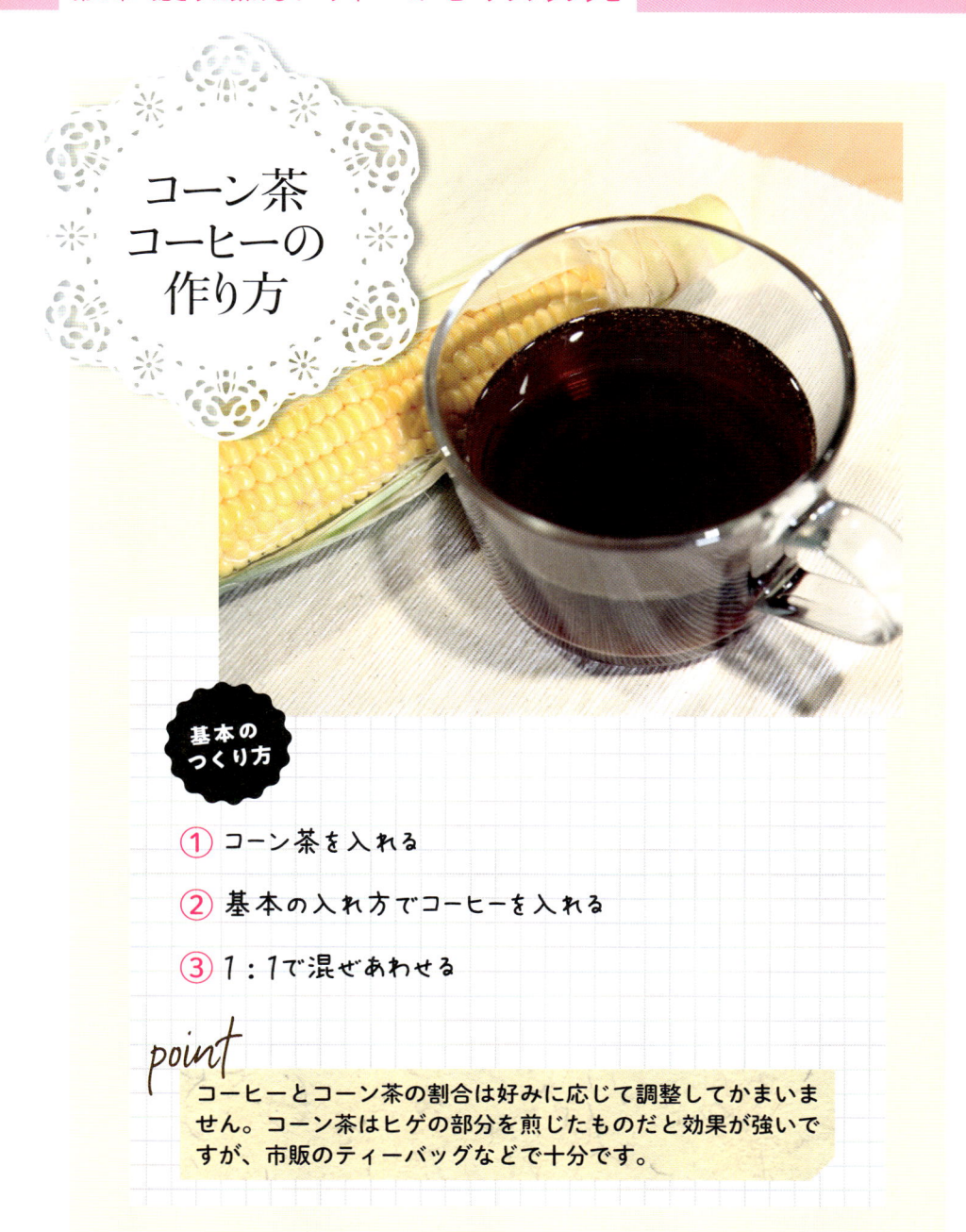

基本のつくり方

① コーン茶を入れる

② 基本の入れ方でコーヒーを入れる

③ 1：1で混ぜあわせる

point

コーヒーとコーン茶の割合は好みに応じて調整してかまいません。コーン茶はヒゲの部分を煎じたものだと効果が強いですが、市販のティーバッグなどで十分です。

Recipe 6

より脂肪燃焼効果を高めたいときは？

おからパウダーコーヒー

緑茶コーヒーを食べる直前に飲むと、早い人では飲み始めた翌日から体重が減り始めます。けれど、体重の減りが悪いように感じる、もっと減ってほしいというときにおすすめなのが、おからパウダーを混ぜる「おからパウダーコーヒー」です、

おからには肥満の人は分泌が少なく**標準～やせ体型の人は分泌が多い、アディポネクチンという「やせホルモン」を高める働きがある**のです。コーヒーにも同じような働きがあるので、コーヒーにおからパウダーを加えることでやせホルモンの働きも、ダイエット効果も高まります。

おからパウダーコーヒーの作り方

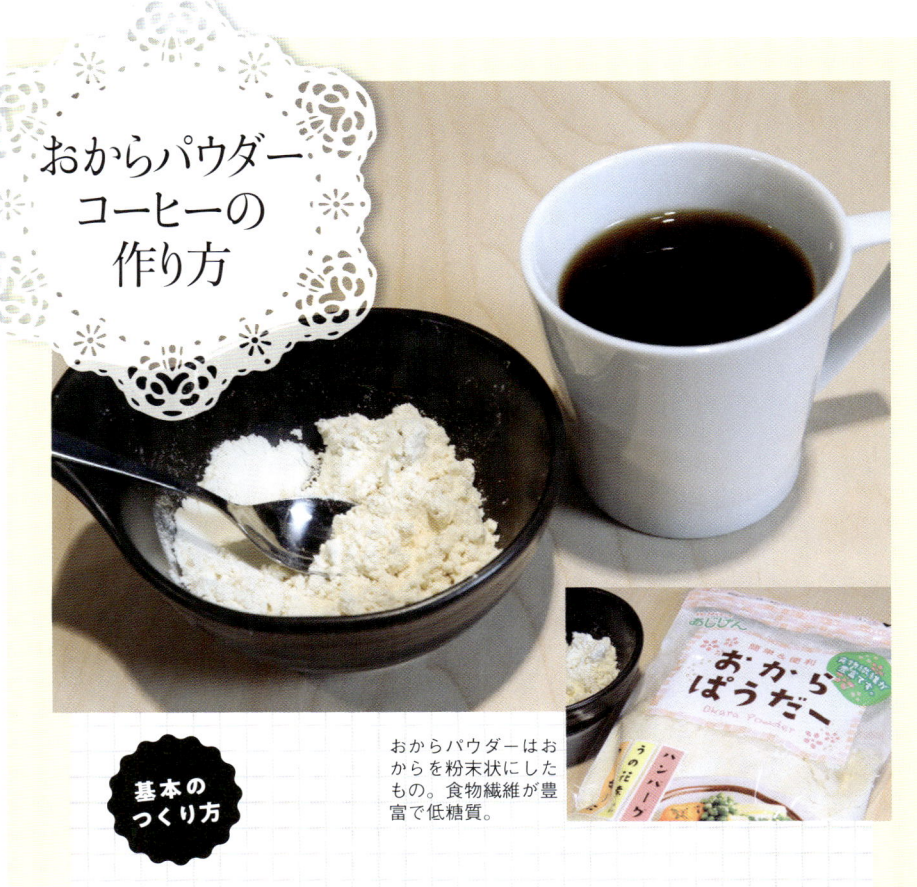

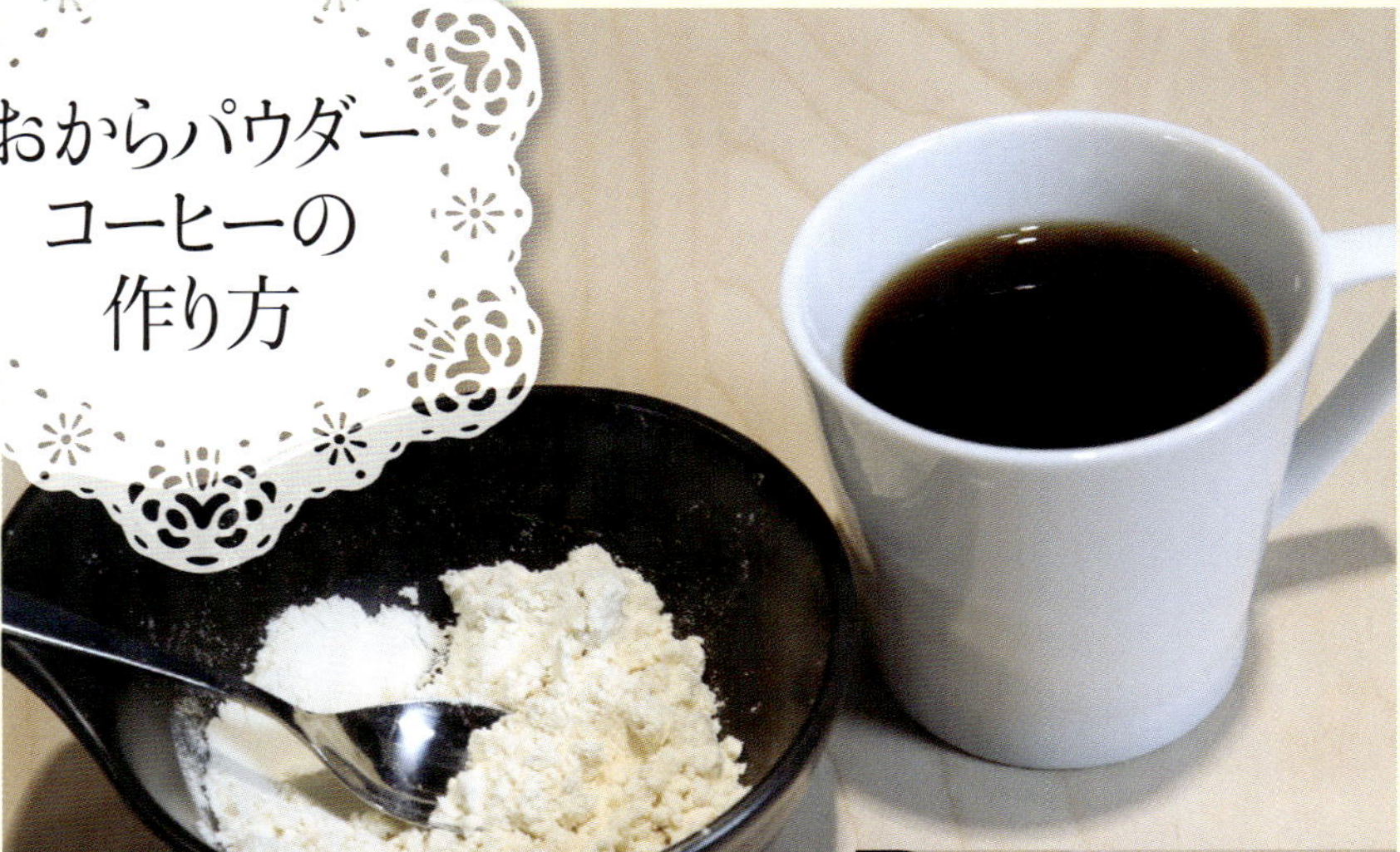

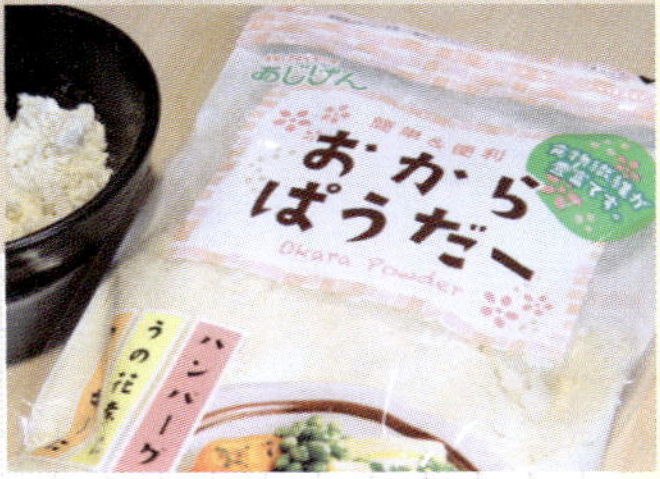

おからパウダーはおからを粉末状にしたもの。食物繊維が豊富で低糖質。

基本のつくり方

① 基本の緑茶コーヒーを好みのお茶とコーヒーで作る

② 飲むときにおからパウダーをスプーンに1杯加える

point

おからパウダーは水分を含むとふくらむので食前に緑茶コーヒーに加えて摂取すると、満腹感を感じやすくなるメリットも。おからパウダーはほぼ無味無臭。味は変わらないので飲みやすさも変わりません。

コラム３

ウーロン茶やプーアル茶も もちろんおすすめ

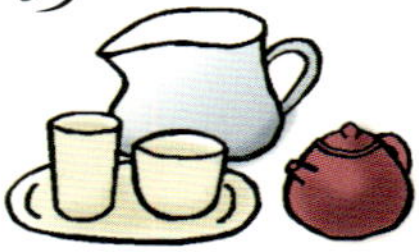

　ダイエット効果があるお茶というと、ウーロン茶やプーアル茶などを思い浮かべる方も多いでしょう。これらのお茶も、もちろん緑茶コーヒーのアレンジに使えます。

　プーアル茶に含まれる「重合型カテキン」は、ほかのお茶にはない有効成分。摂取した食べ物の分解をブロックし、脂肪が体内に吸収されるのを防ぎます。

　ウーロン茶に含まれる「重合型ポリフェノール」もカフェインが多く含まれていて、コーヒーのクロロゲン酸と合わせると緑茶に負けないやせ効果を発揮します。特に脂質の多い料理を食べるときなど、この２つのお茶でティー×コーヒーを作るのはとても理にかなっているのです。

第4章

こんなときどうする?
ダイエット成功への道

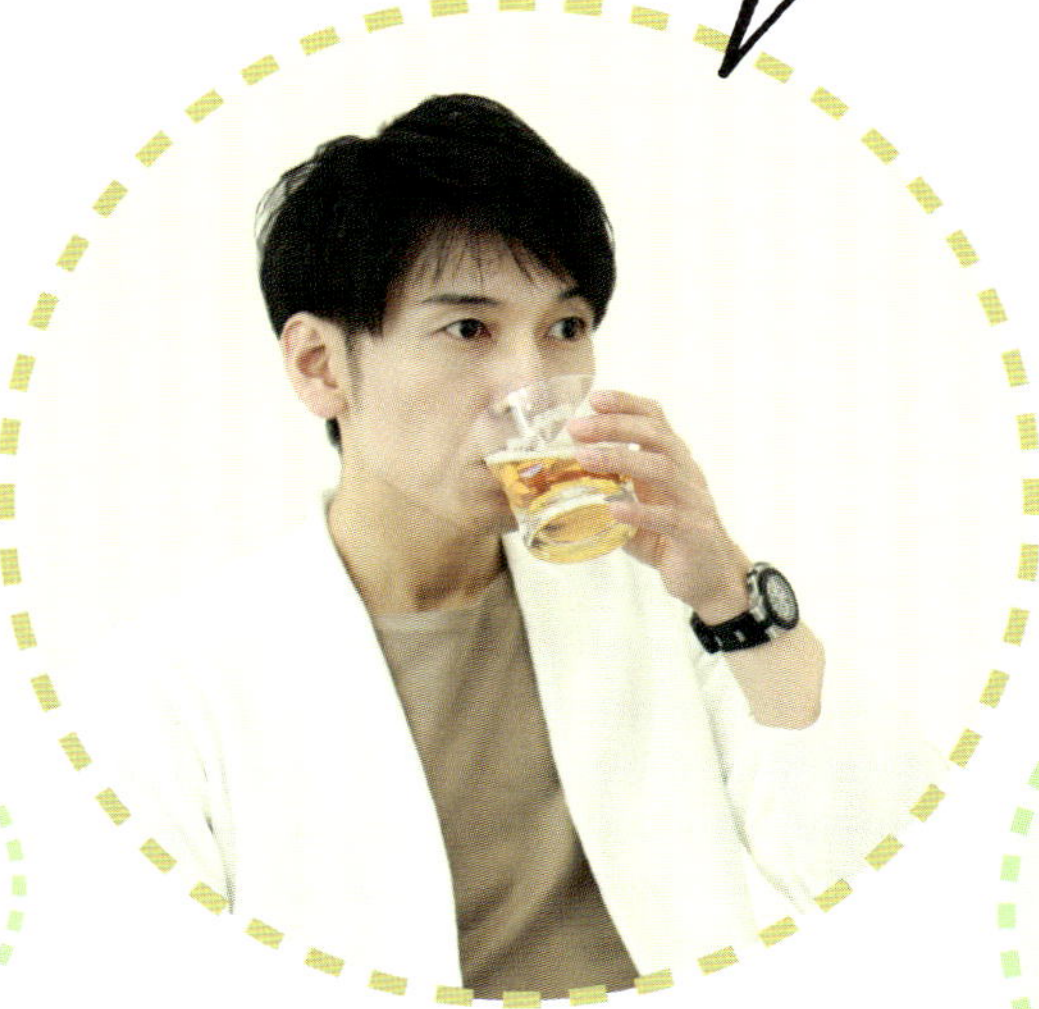

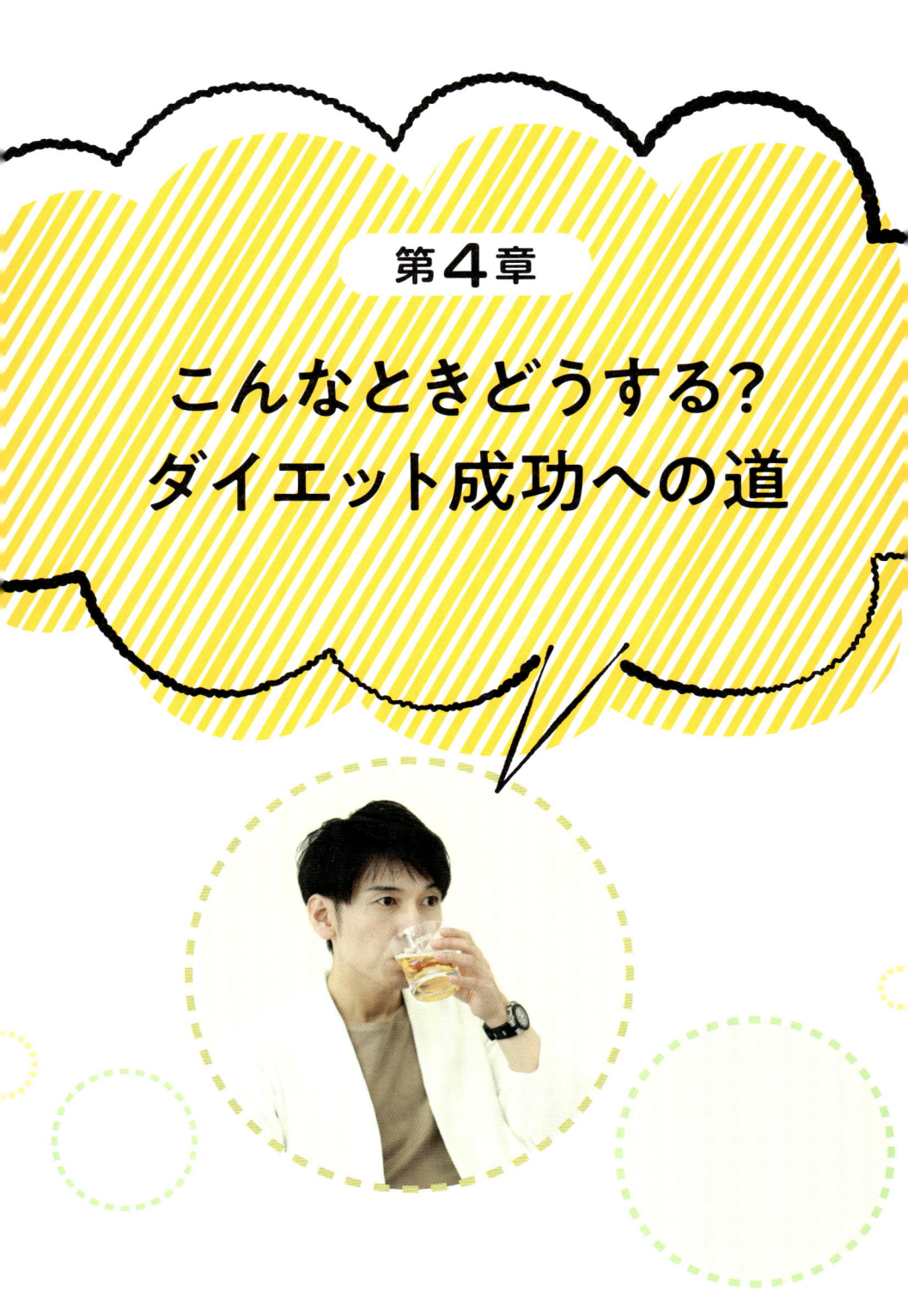

Q おやつが食べたい！どうすればいいですか？

A

おやつは、**選び方と食べ方に気をつければ、食べても問題ありません。**食べても太りにくいおやつのポイントです。この4つのポイントを参考にしながら、上手におやつを取り入れましょう。

1．たんぱく質だけをとらない。脂肪・繊維と一緒にとる

たんぱく質と脂肪を一緒にとると腹持ちがよくなります。

そうすることで、おやつ後の食事

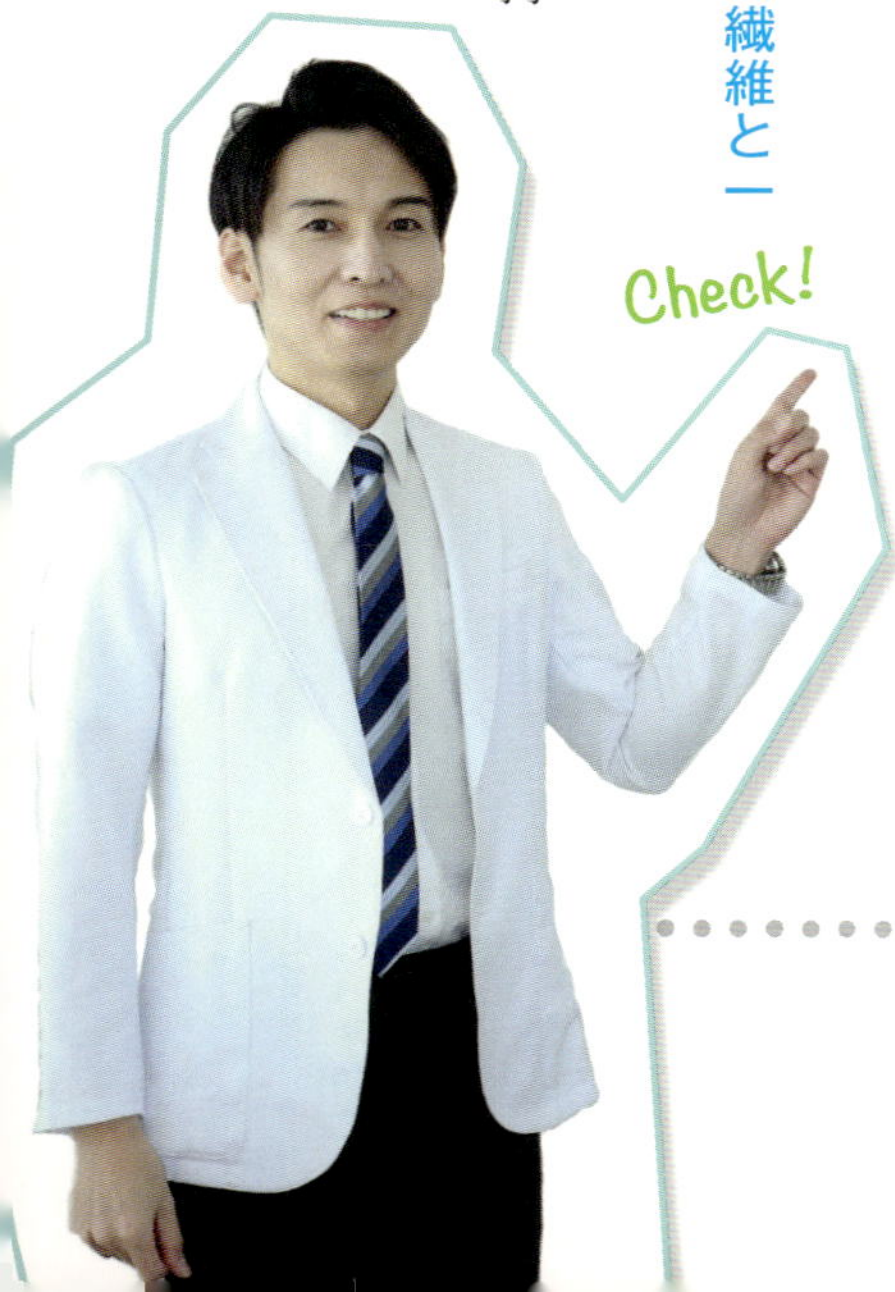

の食べすぎも防げます。たとえば、クラッカー単品よりはクラッカーにチーズを載せて食べましょう。

2．おやつは1日200kcalを超えないようにとる

おやつの目安は200kcalまで。小パックのヨーグルトにフルーツをトッピングしたり、小分けしたナッツを食べたりして上手におやつを楽しみましょう。

どうしても甘いものが食べたいときは、ドライフルーツ入りチーズなどでがまんしてみましょう。

3．昼食の4時間後、夕食の4時間前が理想のタイミング

昼食を食べて3～4時間すると空腹感を感じるようになるのは自然なことです。昼食後6時間で夕食を食べるなら、おやつは不要。

ですが、8時間以上間隔があくなら、上手におやつを食べれば、夕食のドカ食いを防ぐことができます。

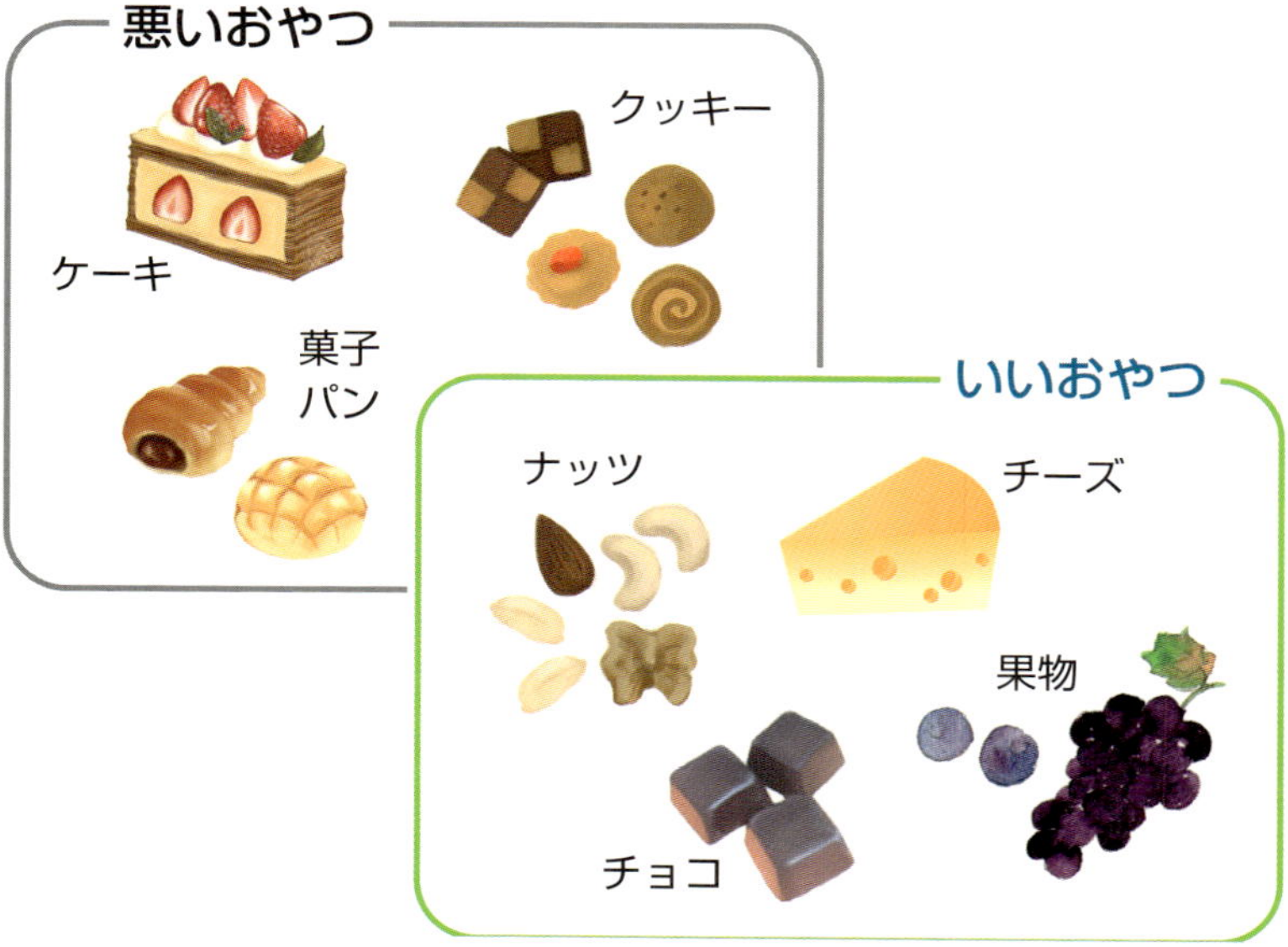

4. 小分けを選ぶ

体によいおやつでも、だらだら食いはカロリーオーバーになります。食べすぎる人は、小分けのものを。

小分けで買えないチーズやブドウは、一度に食べる量ずつに分けて、冷凍しておくと食べすぎが防げます。

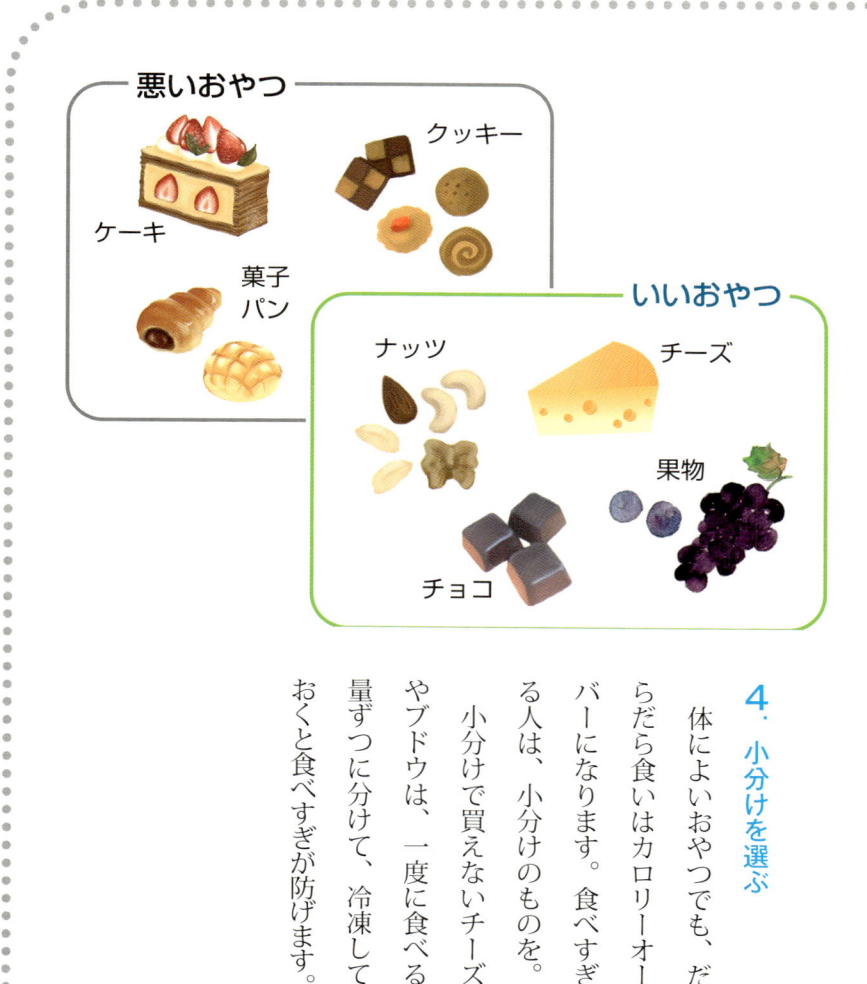

ドクター工藤 Select!

太りにくいおやつ①
ナッツ　食物繊維とミネラルが豊富

ナッツは**太らないおやつの代表格**です。

アーモンドは「ビタミンE」や「食物繊維」が豊富。

カシューナッツは「ビタミンB_1」や「亜鉛」が、ピスタチオは「鉄分」や「カリウム」、クルミは「αリノレン酸」や「ビタミンA・B_2」を含みます。とはいえカロリーが高いので、食べすぎには注意。1日10粒程度を目安に食べましょう。

【目安となるカロリー】アーモンド1粒：約6㎉、クルミ1粒：40㎉、カシューナッツ1粒：7～9㎉、ピスタチオ1粒：3㎉

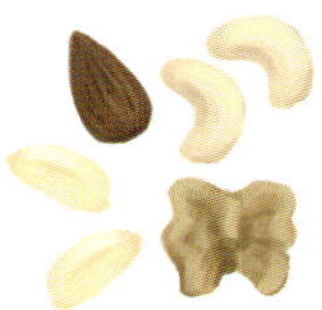

ドクター工藤
Select!

太りにくいおやつ②
ヨーグルト・チーズ・卵　体にいい成分が一気にとれる

チーズやヨーグルトはたんぱく質、脂肪、カルシウムが豊富。少量でも腹持ちがよく、おやつに最適です。

卵はたんぱく質だけでなく、ビタミンやミネラルもバランスよく含む〝完全食〟。こちらもダイエットには向いています。

小腹が空いたら甘いものではなく、ゆで卵やチーズ、ヨーグルトなどを選ぶとダイエットには効果的です。

【目安となるカロリー】 カマンベールチーズ1切れ：約50kcal、無糖ヨーグルト100g：62kcal、ゆで卵1個：91kcal

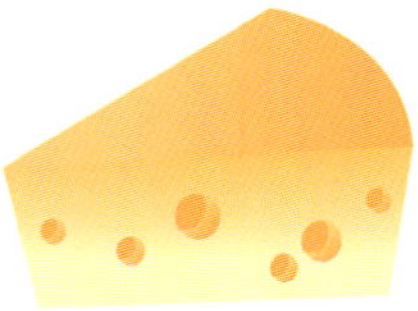

ドクター工藤
Select!

太りにくいおやつ③

ビターチョコレート　カカオのパワーで血流アップ

どうしても甘いものが食べたいなら、カカオ70％以上のビターチョコレートを選びましょう。

一切れなら27㎉程度なので、チーズやヨーグルトなどと組み合わせると、より満腹感も高まり腹持ちもよくなります。

ただ食べすぎはカロリーオーバーになるので注意が必要です。

また、ミルクチョコやホワイトチョコは糖分や脂肪が多くなりすぎるのでＮＧ！　なんとか我慢しましょう。

【目安となるカロリー】１個：約27㎉

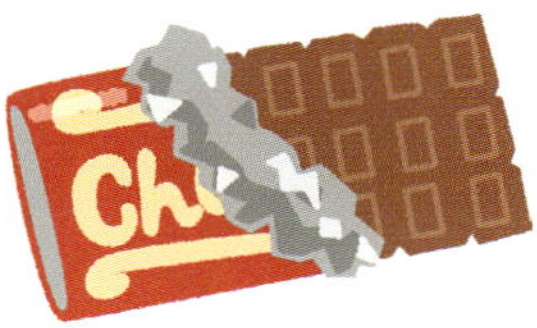

ドクター工藤
Select!

太りにくいおやつ④

果物　単体で食べるよりも組み合わせてとりたい

果物の果糖は血糖値を上げづらいので、甘いものがほしければ果物を摂るのはいい方法です。「ビタミンC」や「食物繊維」も多く摂れます。ただ、果物はショ糖も含むので、食べすぎないことが大切。とはいえ、中サイズのリンゴ1個にチーズかヨーグルトを加えてもカロリーオーバーにはなりません。果物もたんぱく質と組み合わせると摂りすぎを防げ、腹持ちもよくなります。

【目安となるカロリー】 ブドウ1粒：6〜10kcal、みかん中1個：34kcal、リンゴ中1個：145kcal、キウイ1/2個：46kcal

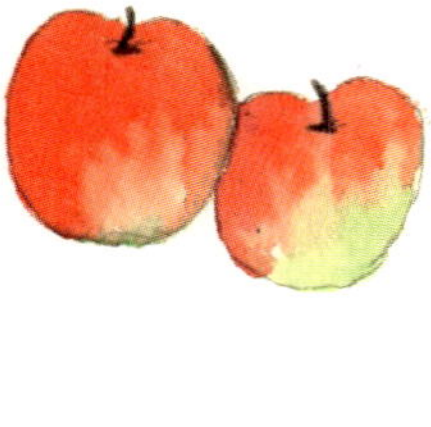

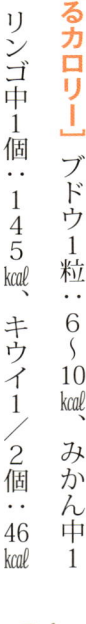

ドクター工藤
Select!

「絶対に食べたらダメ！」なおやつ
糖質の多いもの

ダイエット中は、残念ながら「糖質」とは手を切りましょう！

前項で、摂ってもいいおやつを４種類紹介しました。

反対に絶対ダメなおやつは、**糖質の多いもの**。

たとえば甘いものが食べたいなら糖質のかたまりの菓子パンより、少しでも卵や牛乳などが入ったチーズケーキなどを選ぶといいでしょう。

脂肪やたんぱく質で腹持ちがよくなります。

かみごたえのあるものも、食べた満足感につながるのでいいですね。

クッキーを食べるぐらいならおせんべいを少量食べる。そういうふうに、**少しでも糖質が少ないものを選びましょう**。

Q

コーヒーを飲むと眠れなくなる人はどうすればいいですか？

A

「コーヒーを飲むと夜、眠れない」という人は眠る4時間前までに緑茶コーヒーを飲み終わりましょう。

カフェインの効果が発揮されるのは摂取してから1～2時間後。そして4時間後には体の外へ排出されていきます。

ですから「コーヒーを飲むと眠れない」という人は、眠る4時間前までに3杯目の緑茶コーヒーを飲み終われば、理論上、眠れなくなるはずはないのです。

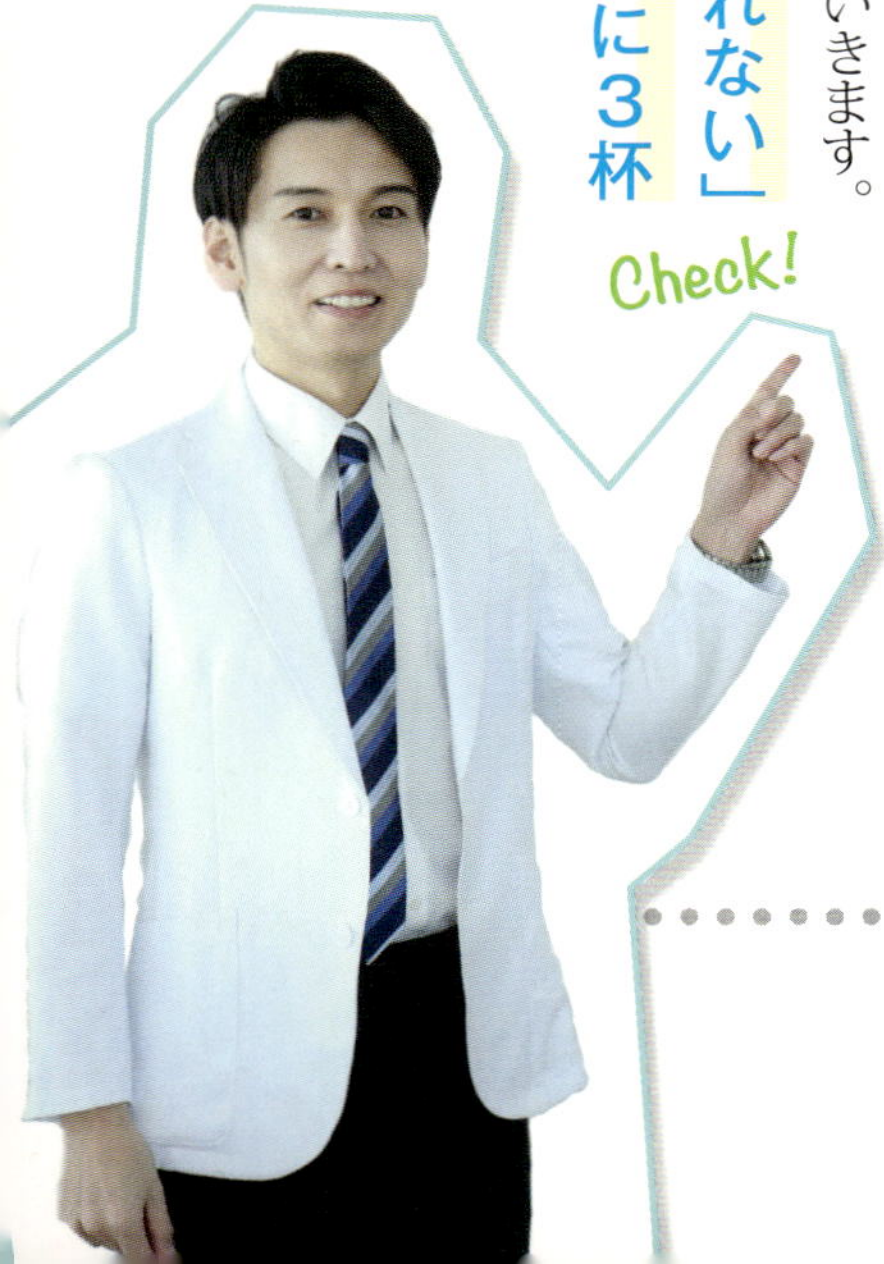

でも、夕食が遅くなる人は夕食の直前というと、眠る2時間前、3時間前になることもあるでしょう（本当は、夕食の時間が遅くなったら食べずに抜くと、ダイエットにはより効果的ですが……）。

それに、理論上は問題なくても個人差もありますし、プラシーボのような効果もあって、「夜コーヒーを飲むと眠れない」という人もいるでしょう。

そういう方は朝、**昼食前はたとえば緑茶コーヒー、夕食前から緑茶のみにする**といいと思います。

コーヒーよりも緑茶などお茶のほうがカフェインの量も少ないですし、**夕食前にお茶を摂ることでテアニンの効果で安眠することができます**。

Q

緑茶コーヒーの飲みすぎでむくんだり、脱水症状を起こしたりすることはないですか？

A

むくみ、脱水、どちらもありえません！

人間が1日に必要な水分量は1・8～3リットルといわれています（それだけの水分を飲めということではありません）。

緑茶コーヒーは1日にカップ3杯が基本。これだけで水分のとりすぎになることはありませんし、緑茶やコーヒーには利尿作用があるのでむくむことはありません。脱水についても、健康な人が1日の水分を緑茶コーヒーに置き換えても問題はありません。人間は食事でも水分を摂取するからです。とはいえ利尿作用が高いので、汗をたくさんかくときなどは水なども適宜とりましょう。

Q

お酒を飲む人に効果のある緑茶コーヒーの飲み方はありますか？

A

緑茶コーヒーは、「肝臓」への効果も期待できます。

肝臓は活性酸素に極めて弱い臓器で、ストレスの影響も受けやすいのですが、茶カテキンには強い抗酸化作用があります。そのため緑茶コーヒーは飲み会の翌日などにもおすすめです。カフェインが二日酔いの症状を改善、肝機能γＧＴＰが改善したという報告もあります。

ちなみに、減量中もお酒は飲んでいいですが、糖質の少ない焼酎やウィスキー、糖質オフのビールなどを選びましょう。おつまみはナッツがおすすめ、飲酒中の血糖値を安定させてくれる効果があり、過食をふせいでくれます。

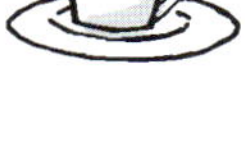

Q 日常生活で簡単にできるエクササイズなどはありますか？

A 「7秒座るだけエクササイズ」がおすすめです！

緑茶コーヒーダイエットにプラスして簡単なエクササイズをしたい、というニーズは私の患者さんにも多いものです。

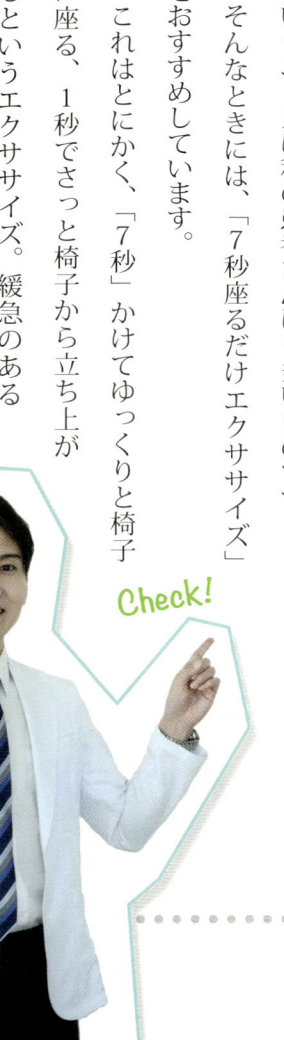

そんなときには、「7秒座るだけエクササイズ」をおすすめしています。

これはとにかく、「7秒」かけてゆっくりと椅子に座る、1秒でさっと椅子から立ち上がるというエクササイズ。緩急のある動作で速筋に負荷をかけられ、やせ

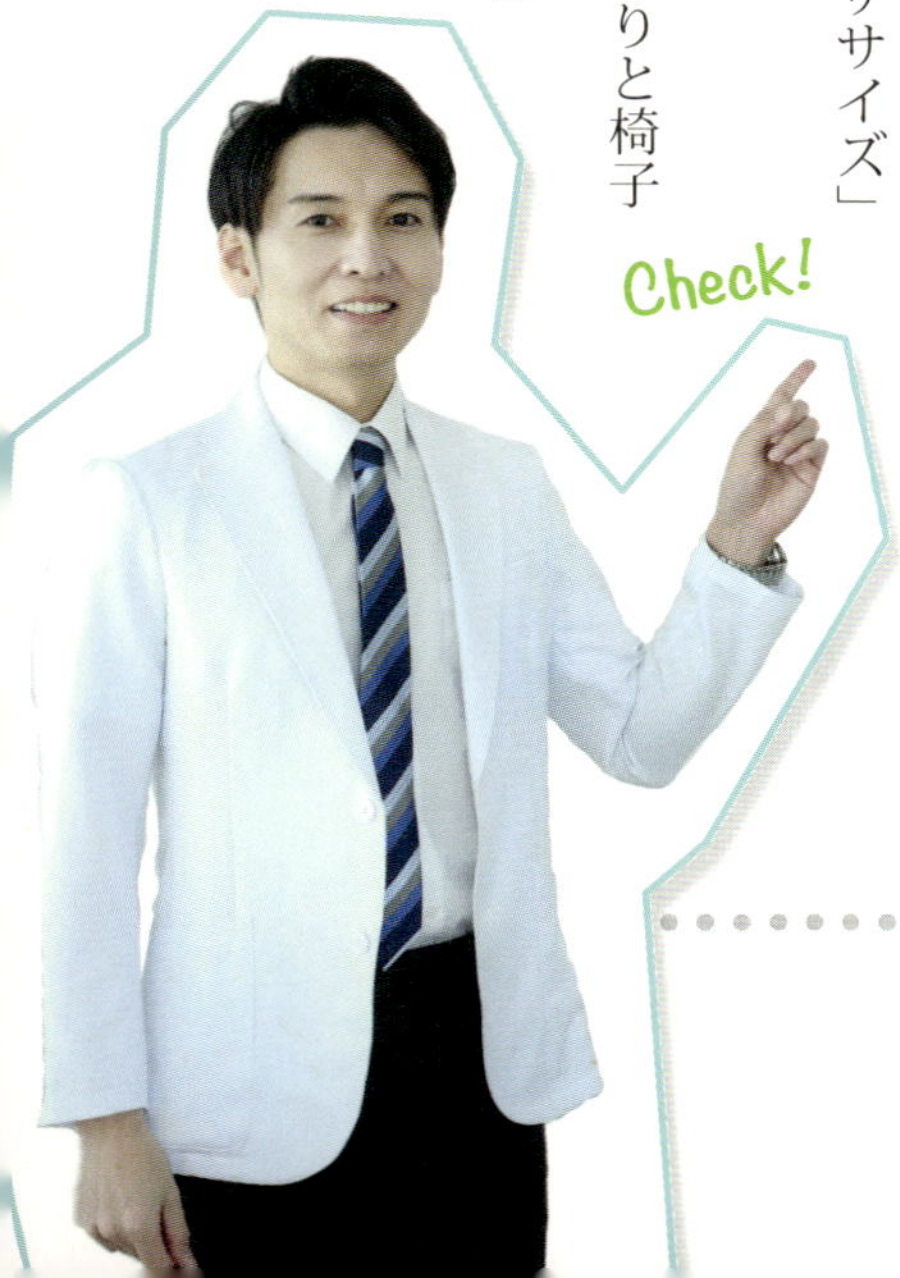

ホルモン「アディポネクチン」の分泌を増やします！

7秒座るだけエクササイズ

1日 10〜30セット

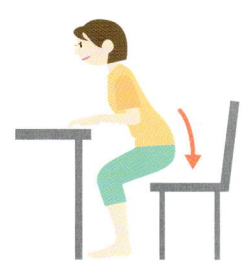

① 7秒かけてゆっくりとイスに腰掛ける

ゆっくりと7秒かけて腰掛けます。

↓

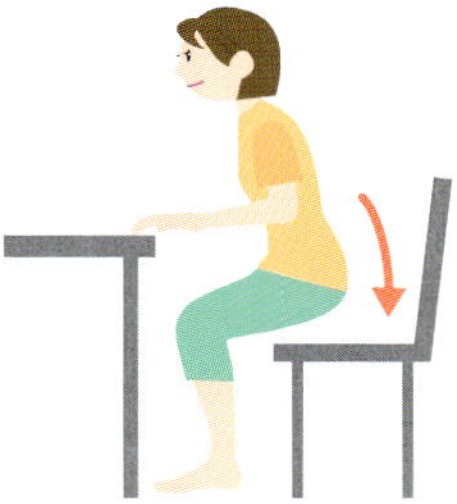

② 1秒で起立する

1秒でさっと立ち上がります。机に置いた手を補助にしてもOKです。

Q ダイエットの経過はどのようにチェックするといいですか？

A 1日1回体重を計り、グラフで記録しましょう。

私の勤めているくどう内科医院では体重をグラフにつけてもらうため、1日4回体重を測定してもらいますが、通常の場合、それはなかなか難しいでしょう。けれど最低でも1日1回は測ってほしいと思います。1日1回なら、朝がいいですね。体重を見て、頭の中でその日1日の食事のイメージを作ることが計画的な食べ方につながります。

もし2回測定できるなら、朝と夕食後に測定しましょう。夕食後測ると分かっていると自然と夕食の量が減ってダイエットにつながります。

グラフ化することで、そのグラフは体重日記のような役割を果たします。グラフには、できれば何を食べたか、その日何があったかも書ける範囲で書き込むとベストです。

そうすれば、夫婦喧嘩で太る、夜勤のときに太る、毎週火曜に太るなど、何を食べたら太るかという太るきっかけ、原因が明確になり、ピンポイントで効率よく減量することにつながります。

どうしてもやせないという方は、専門医の治療を受けるのもよいでしょう。工藤内科では「スマホ通院できるダイエット外来」を行なっています。全国どこからでも私の治療を受けられます。

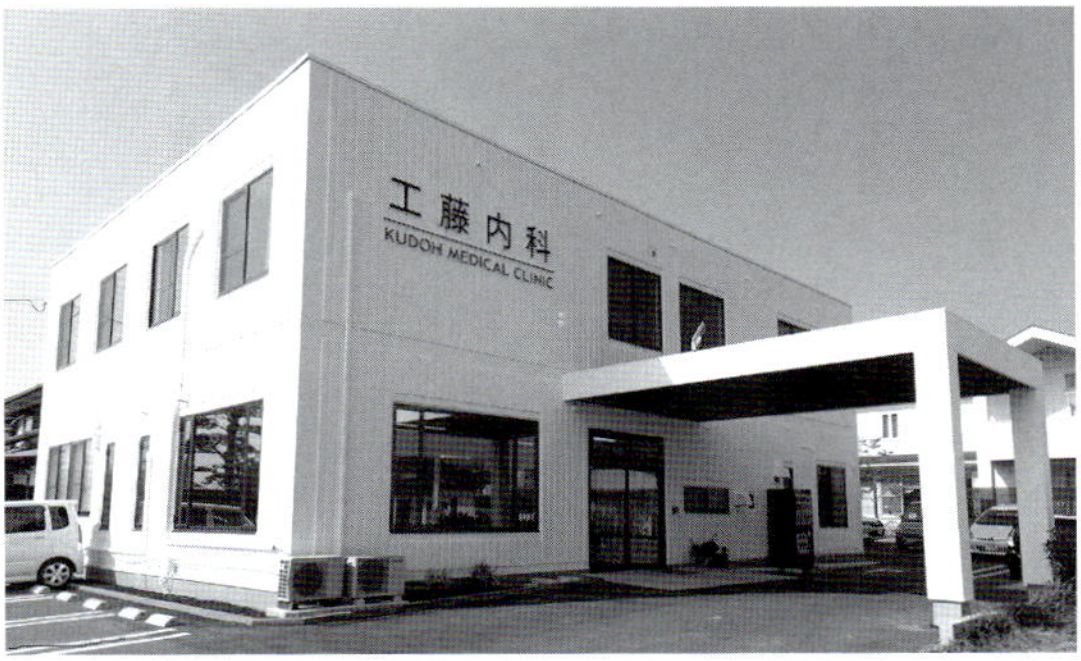

スマホ通院もできる工藤内科

Q

ダイエット中なのに食べすぎてしまいました！

A

リミットは48時間！　翌日は緑茶コーヒーダイエットを再開し、ヨーグルト&酢の物でリセットを！

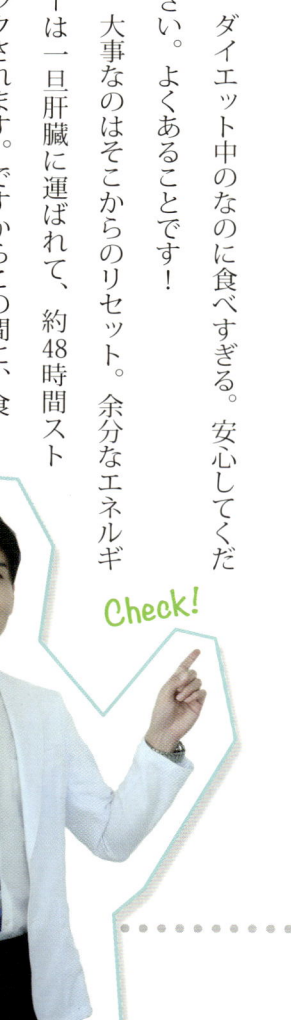

ダイエット中なのに食べすぎる。安心してください。よくあることです！

大事なのはそこからのリセット。余分なエネルギーは一旦肝臓に運ばれて、約48時間ストックされます。ですからこの間に、食べすぎをリセットしましょう。

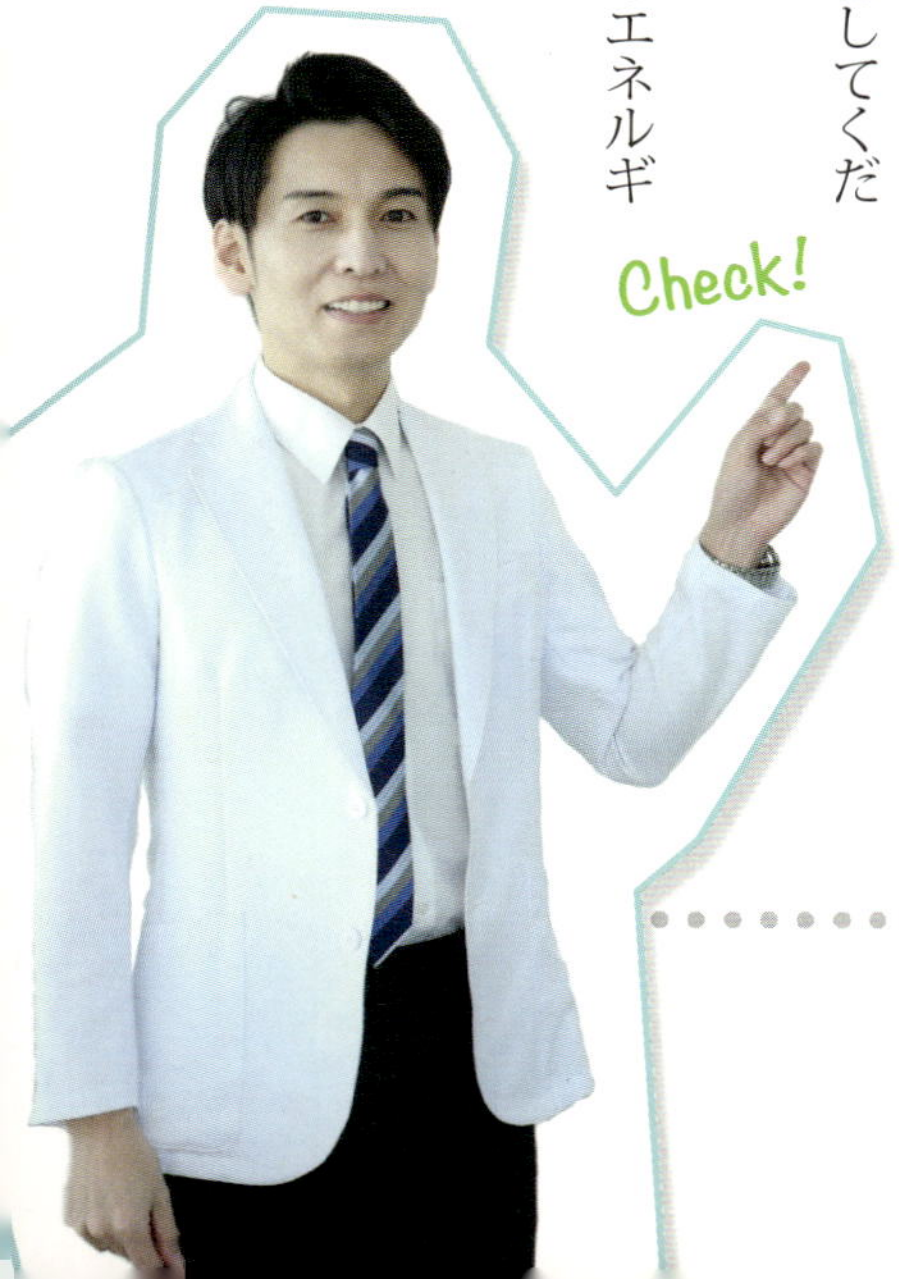

方法としては、もちろん、脂肪燃焼効果のある緑茶コーヒーをすみやかに再開すること。

それにプラスして、**食事の前にヨーグルトを食べるようにします**。炭水化物の前に乳製品を摂取することで血糖値の上昇が緩やかになり、ヨーグルトにふくまれるカルシウムが脂質の吸収を抑えます。

同様に、酢の物の酢に含まれる酢酸も血糖値の上昇を抑えます。食事に酢の物を添える。酢の物作りが面倒なら、大さじ一杯の酢を加えた水を飲んだり、食事にかけたりするのでもかまいません。

これらの工夫をしながら、翌日はなるべくカロリー控えめな食事を心がけましょう。**人間は1日で急に太るわけではありません！1日の失敗はリカバーできます！**　投げやりにならずに頑張りましょう！

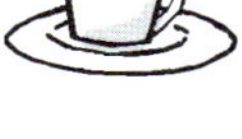

ダイエットでは、体重を記録することがとても大切です。こまめに体重をはかることで「ダイエット中である」という意識が生まれますし、自分は何を食べると体重が増えやすいのかもわかってきます。このグラフは7日間書き込めますので、コピーして壁に貼るなどして、まずは1週間、1日に最低1回、理想をいえば1回4回体重を測って記録してください。多くの方が1週間目には効果を実感できるはずです。

月　日	月　日	月　日	月　日

起床直後　朝食直後　夕食直後　就寝直後　起床直後　朝食直後　夕食直後　就寝直後　起床直後　朝食直後　夕食直後　就寝直後　起床直後　朝食直後　夕食直後　就寝直後　起床直後

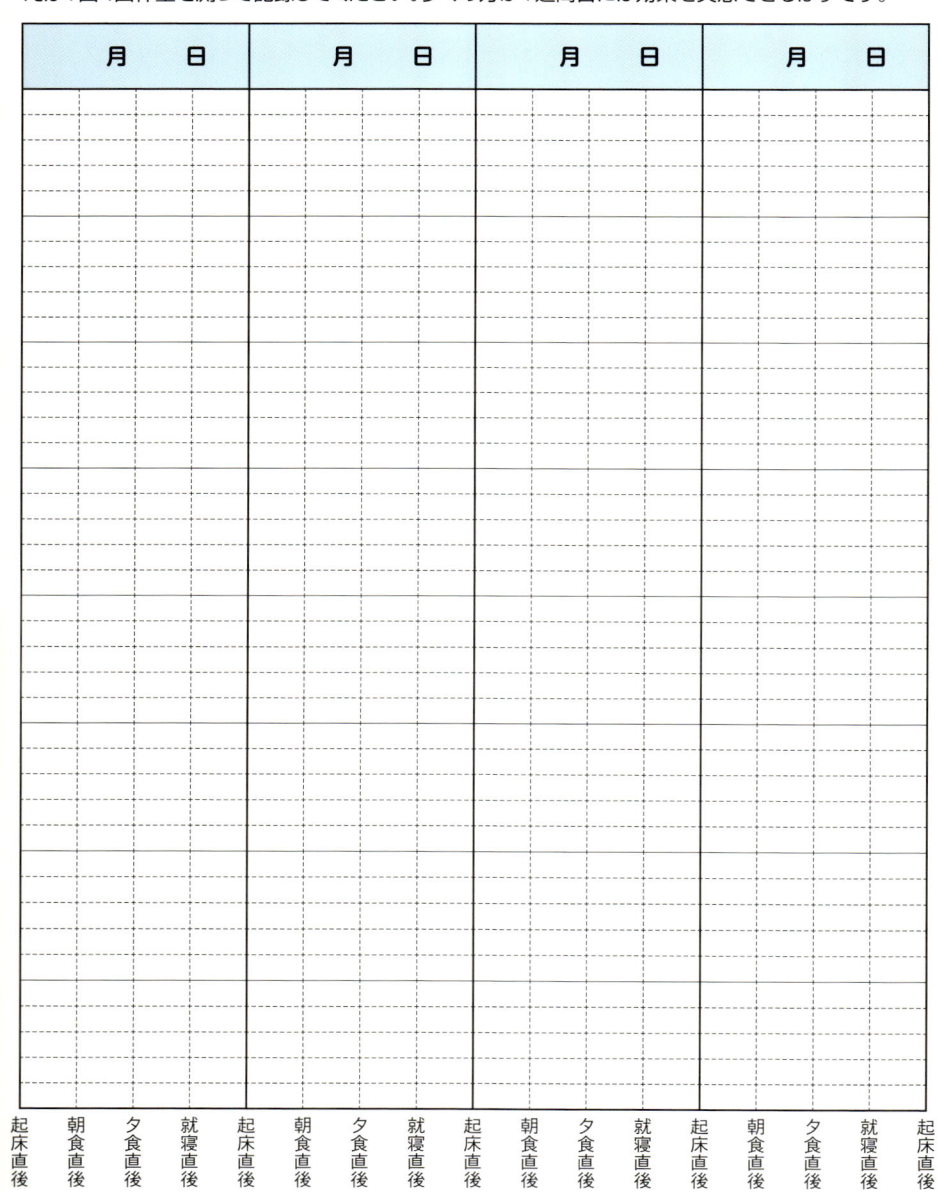

体重を書き込むだけでダイエットに効果あり！

体重チェックシート

時間経過／体重変化	月　日				月　日				月　日			
1目盛り200g												
(　　　)kg START												
(　　　)kg												
(　　　)kg												
(　　　)kg												
(　　　)kg												
(　　　)kg												
(　　　)kg												
測るとき着ている物にご注意ください												
	起床直後	朝食直後	夕食直後	就寝直後	起床直後	朝食直後	夕食直後	就寝直後	起床直後	朝食直後	夕食直後	就寝直後

起床直後

工藤孝文（くどう　たかふみ）
福岡大学医学部卒業後、アイルランド、オーストラリアへ留学。帰国後、大学病院、基幹病院を経て、現在は、福岡県みやま市の工藤内科で診療を行ないながら、スマホ診療による全国規模でのダイエット治療・漢方治療を行なっている。糖尿病内科・ダイエット外来・漢方治療を専門とし、日本テレビ「世界一受けたい授業」減量外来ドクター、フジテレビ「ホンマでっか!? TV」肥満治療評論家・漢方治療評論家、『きゅうり食べるだけダイエット』（KADOKAWA）、『痩せグセの法則』（椎出版社）、『医師が教える女性の正しい不調ケア大全』（宝島社）などメディア出演多数。

元《もと》デブ医者《いしゃ》が教《おし》える
おいしく飲《の》んでみるみるやせる　緑茶《りょくちゃ》コーヒーダイエット
2018年9月1日　初版発行

著　者　工藤孝文

発行者　吉田啓二

発行所　株式会社日本実業出版社　東京都新宿区市谷本村町3－29 〒162－0845
大阪市北区西天満6－8－1 〒530－0047
編集部　☎03－3268－5651
営業部　☎03－3268－5161　振　替　00170－1－25349
https://www.njg.co.jp/

印刷／厚徳社　製本／若林製本

この本の内容についてのお問合せは、書面かFAX（03－3268－0832）にてお願い致します。
落丁・乱丁本は、送料小社負担にて、お取り替え致します。

ISBN 978-4-534-05617-7　Printed in JAPAN